Le yoga

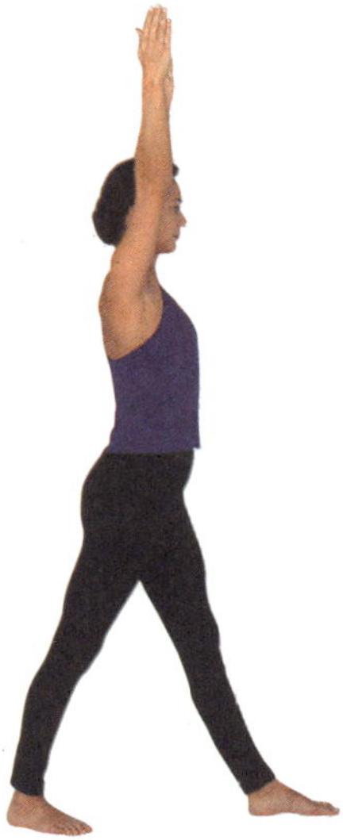

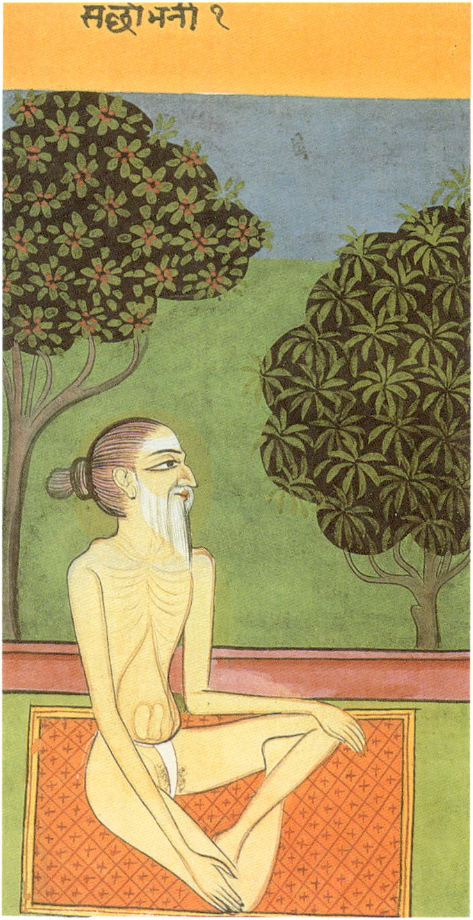
सछोभनी १

Le yoga

Des exercices et des inspirations pour votre bien-être

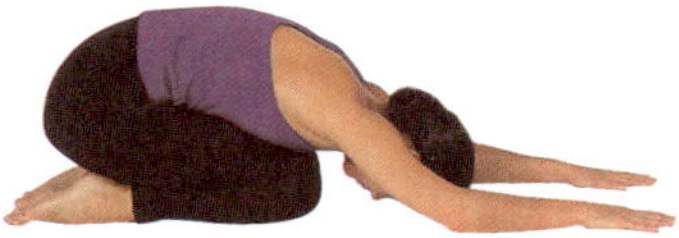

TARA FRASER

EVERGREEN

EVERGREEN is an imprint of
TASCHEN GmbH

Hohenzollernring 53, D-50672 Köln

www.taschen.com

Titre original : *Live Better: Yoga*

Direction éditoriale : Judy Barrat
Éditrices : Louise Nixon
Direction artistique : Manisha Patel

Traduction: Claude Lauriot-Prévost

ISBN: 3-8228-4606-6

Imprimé en Thaïlande

Note de l'éditeur
Il est recommandé de consulter un médecin avant de suivre les conseils ou de pratiquer des exercices qu'apporte cet ouvrage, et plus particulièrement si vous avez des problèmes de santé ou si vous souffrez de certaines affections. L'éditeur et l'auteur n'acceptent aucune responsabilité en cas de blessures ou autre problèmes qui pourraient résulter des exercices mentionnés ou des méthodes thérapeutiques préconisées dans ce livre.

sommaire

INTRODUCTION

Depuis que j'enseigne le yoga, je rencontre beaucoup de gens qui tirent de grands bienfaits de mes cours – leur tenue s'améliore, leur respiration s'approfondit et se ralentit, et ils se sentent plus à l'aise dans leur corps. Mais je sais aussi que le yoga est souvent la dernière chose à laquelle on pense quand on a une vie trépidante et souvent trop stressée. En fait, c'est exactement dans ce genre de situation qu'il peut être le plus utile. Si vous êtes trop occupé ou trop stressé pour faire du yoga, ce petit livre est pour vous !

Cet ouvrage vous apportera tout ce dont vous aurez besoin pour que le yoga fasse partie de votre vie quotidienne : quelques informations élémentaires ; quelques postures simples, des exercices de respiration et de méditation à pratiquer, et une sélection de citations pour vous inspirer. Effectuer quelques postures chaque jour peut libérer la tension du cou et des épaules, réduire le mal de dos et permettre de se sentir bien dans son corps. Exécuter quelques exercices simples de relaxation après une journée de travail peut vous permettre d'oublier vos soucis professionnels sans les mêler à votre vie privée. Passer quelques minutes à méditer calmement avant d'aller dormir peut améliorer la qualité de votre sommeil. Ces exercices ne sont pas difficiles à pratiquer seul. Lorsque vous les aurez assimilés et que vous aurez constaté les bénéfices qu'ils vous apportent, vous vous demanderez comment vous avez pu vivre sans eux !

Mais d'abord, il faut savoir que le yoga ne consiste pas seulement à exécuter quelques postures : c'est une méthode pratique qui permet d'améliorer la vie dans son intégralité. Si vous êtes trop raide ou mal à l'aise pour exécuter les postures de ce livre, essayez les exercices de respiration et de méditation du chapitre trois, ou tentez d'apporter quelques changements à vos habitudes alimentaires en consultant le chapitre quatre. Toutes ces propositions touchent au yoga elles peuvent vous aider à adopter une attitude plus positive face à la vie et à équilibrer plus harmonieusement votre esprit et votre corps.

Les exercices de ce livre sont le fruit de mon entraînement quotidien. Ils ne sont pas particulièrement difficiles ni astreignants, ni même trop athlétiques. Ils expliquent simplement ce que le yoga m'a apporté pour vivre mieux. Je vous les propose, ici, en remerciant tous ceux qui me les ont appris. Et j'espère que le yoga vous aidera, vous aussi, à vivre mieux.

Chapitre un

Connaître le yoga

Le yoga est une très ancienne tradition qui remonte à plus de 2 000 ans : c'est une voie par laquelle l'humanité pourrait atteindre sa propre réalisation ou son illumination. Le yoga est perçu de deux façons différentes en Occident : mystique et ésotérique, ou comme de simples exercices. En fait, les techniques du yoga utilisent la santé du corps physique comme voie d'amélioration de l'état mental, afin d'atteindre le bien-être spirituel. Le yoga comporte la pratique de postures et d'exercices respiratoires qui, en dépit de leur ancienneté, sont d'un grand intérêt pour les hommes et les femmes d'aujourd'hui, car ils constituent une réponse particulièrement équilibrée (et holistique) au stress et aux tensions de nos vies.

Vous pouvez vous lancer dans le yoga pour différentes raisons : développer une plus grande souplesse de votre corps, trouver plus de tranquillité, ou une sorte de cohésion spirituelle. Quelle qu'en soit la raison, le yoga occupera rapidement une place importante dans votre vie quotidienne qui ne s'en trouvera qu'améliorée.

Ce chapitre explore les origines et les buts du yoga. Il présente également de bons conseils pour se familiariser avec les postures, la respiration et la méditation. Lisez ce chapitre avant de commencer les exercices : cela vous aidera à comprendre comment exécuter sans risque les postures et comment tirer bénéfice de votre entraînement.

QU'EST-CE QUE LE YOGA

Le yoga remonte à des milliers d'années, au temps de la culture védique – vers 2800 av. J.-C. Devenu l'une des traditions philosophiques de l'Inde, il a évolué par l'enseignement qu'ont dispensé des générations de maîtres et de praticiens. Cela explique que différentes écoles yogiques se soient développées au cours des siècles. L'une de ces variantes, le *hatha yoga*, est devenue très populaire en Occident comme méthode de relaxation et de « mieux-être ». Le *hatha yoga* prône une diversité de postures physiques, de méthodes de purification et d'exercices respiratoires qui préparent l'esprit à la méditation et l'amènent au *raja yoga* (ou yoga royal).

Pour beaucoup de gens, le mot yoga évoque l'image d'un ascète assis en position du lotus en train de méditer. La définition du mot *yoga* peut se traduire par « union », ou mieux encore par « lier ensemble les fibres de l'esprit ». En fait, Pantanjali, auteur de *Yoga Sutras* (vers 200 av. J.-C.) définit le yoga comme *yogasgcittavrttinirodhah*, qui se traduit par : « le yoga est l'aptitude à centrer son esprit sur une seule chose, sans distraction. » Aucune mention n'est faite de la position du lotus ! Le yoga étant une discipline physique, il utilise le corps et la respiration pour développer la conscience du soi et de l'éveil.

Notre société occidentale est obsédée par la culture du corps, il n'est donc guère surprenant que nous nous soyons lancés dans cette discipline qui apporte bonne santé et bien-être. Cependant, le yoga offre quelque chose de beaucoup plus important : le calme et la concentration de l'esprit. Quand on commence à pratiquer le yoga, votre but est peut-être d'obtenir de bons résultats physiques, ce qui est déjà une bonne motivation ! Mais vous réaliserez rapidement que les postures vous apporteront une attitude positive et un meilleur état d'esprit. Après plusieurs mois d'entraînement, vous envisagerez la vie avec plus d'optimisme. Vous aurez ainsi pénétré dans une nouvelle phase de la pratique du yoga : vous libérer de toutes préoccupations du corps et commencer votre apprentissage de la réflexion intérieure. En lisant les deux pages suivantes, vous trouverez dix bonnes raisons pour accepter le yoga comme une nouvelle façon de vivre.

DIX BONNES RAISONS DE PRATIQUER LE YOGA

1 Le yoga n'est pas seulement destiné aux athlètes, aux stars et aux top-modèles ! Il s'adresse à tout le monde : jeunes, vieux, hommes, femmes, bien-portants et malades. Le yoga s'adapte à tous les individus, quels que soient leurs besoins.

2 Même si votre vie connaît de constantes difficultés, le yoga est un moyen simple d'y remédier, et vous en récolterez rapidement les bienfaits, par exemple, une baisse de votre stress. De plus, en pratiquant régulièrement le yoga, vous retrouverez joie et enthousiasme.

3 Le yoga ne présente aucun risque. Certaines formes d'exercice peuvent fatiguer le cœur, les muscles ou les articulations, mais en pratiquant le yoga correctement (après évaluation de votre endurance physique), il ne présentera aucun danger.

4 Le yoga ne demande aucun équipement particulier. Quelques accessoires peuvent améliorer votre confort, mais la seule chose dont vous aurez vraiment besoin, c'est de vous.

5 Le yoga régularise le système respiratoire et permet de respirer plus profondément et plus facilement (ce qui augmente le taux d'oxygène). En retour, l'état physique et mental ne s'en portera que mieux.

6 Le yoga améliore votre santé : il facilite la digestion, l'assimilation des nutriments et l'élimination des toxines.

7 Le yoga apporte une meilleure qualité de sommeil : vous vous sentez donc reposé et en pleine forme au réveil.

8 Le yoga donne de l'énergie et permet de la canaliser pour éliminer les états de tensions inutiles, le stress ou les influences négatives.

9 En vous familiarisant avec les techniques du yoga, vous apprendrez à connaître la véritable tranquillité qui, à son tour, vous permettra d'accéder à une profonde paix intérieure.

10 Et le yoga est amusant !

Pranayama (contrôle de la respiration)
est la régulation de l'inspiration, de l'expiration
et de la suspension de la respiration.
En observant la longueur et la durée de ces phases,
vous pouvez rendre la respiration étendue et subtile.

PATANJALI

YOGA SUTRAS (VERS 200 AV. J.-C.)

La posture doit être à la fois ferme et douce.

PATANJALI

YOGA SUTRAS (VERS 200 AV. J.-C.)

QUEL STYLE DE YOGA CHOISIR ?

Le *hatha yoga* est la forme de yoga la plus connue en Occident. Il possède différentes « branches » qui ont chacune un style particulier, des accentuations différentes et des étapes spécifiques. Cependant, tous les styles de yoga se pratiquent dans le même but, celui de l'épanouissement personnel du corps et de l'esprit.

En fait, il vous faudra trouver le style de yoga le plus approprié, selon votre personnalité et votre mode de vie. Lorsque vous ferez votre choix, suivez votre instinct ainsi que les conseils d'un professeur qui a votre confiance et votre respect. Voici une description succincte des principaux styles de *hatha yoga* :

Iyengar yoga : méthode particulièrement physique et anatomiquement exacte mise au point par l'un des grands professeurs du XXe siècle, B.K.S. Iyengar. Il enseigne des postures de haut niveau avant toute autre technique (comme celle de la respiration). Des accessoires – couvertures, blocs et ceintures – peuvent être utilisés afin d'adapter les postures aux besoins individuels. L'Iyengar yoga peut constituer une excellente thérapie pour les blessés et les malades.

Astanga vinyasa yoga : méthode utilisant plusieurs séries de séquences de postures. Chaque posture est reliée à la suivante par un *vinyasa* (mouvement de liaison), créant ainsi un flux continu. Les « séries primaires » (les premières séries) sont physiquement éprouvantes, et l'utilisation continue de la respiration *ujjayi* échauffe le corps, ce qui en fait un entraînement extrêmement purifiant.

Sivananda yoga : Swami Sivananda développa cette technique qui fut adoptée par des milliers d'Occidentaux vers 1950. Des techniques spirituelles de pédagogie, de psalmodie, de méditation et de respiration, et des conseils alimentaires s'ajoutent à la pratique des postures. Les cours peuvent varier, mais le repos est recommandé après chaque posture.

Viniyoga : cette méthode est due à T.K.V. Desikachar qui l'enseigna dans les années 1960, individuellement ou par petits groupes. Elle est idéale pour ceux qui recherchent des bienfaits thérapeutiques dans le yoga. Les professeurs proposent des postures, des techniques respiratoires, une philosophie et des psalmodies choisies selon la constitution de l'élève.

CINQ ENVELOPPES UNISSANT L'ESPRIT, LE CORPS ET LE SPIRITUEL

Selon la théorie yogique, le corps n'est que l'« enveloppe » externe de soi. Ce corps externe et physique possède quatre autres couches intercommunicantes, qui constituent le corps « subtil ». Les corps physique et subtil sont réunis sous le même nom de *panca kosha*, ou « cinq enveloppes » :

1. *Annamaya kosha* – l'enveloppe alimentaire, le corps physique ;
2. *Pranamaya kosha* – le système énergétique ;
3. *Manomaya kosha* – l'enveloppe spirituelle, la partie de l'esprit qui traite l'information et assure un fonctionnement de base ;
4. *Vijnanamaya kosha* – l'enveloppe intellectuelle, l'aspect de l'esprit qui permet d'accéder à des niveaux de compréhension très élevés ;
5. *Anandamaya kosha* – l'enveloppe de félicité, la part de nous-mêmes qui nous relie à la conscience universelle.

Bien que la plupart d'entre nous acceptent l'idée que l'esprit, le corps et le spirituel ne fonctionnent pas indépendamment les uns des autres, nous manquons souvent d'expertise pour les faire travailler ensemble et développer ainsi notre bien-être. La pratique du *hatha yoga* est une façon d'unifier les multiples facettes de la même personne, grâce à des postures et à la respiration. Les *asana* (les postures) nettoient, fortifient et purifient le corps physique ; elles augmentent le flux d'énergie des membres, des viscères et du système nerveux ; elles conduisent aussi à développer la cohérence, la concentration et les pouvoirs d'analyse de l'esprit.

Dans le yoga, la *prana* est le nom de la force vitale qui existe à la fois à l'intérieur de nous et dans le monde autour de nous. On considère la respiration comme le lien entre le corps physique et l'esprit. Le *pranayama* (le contrôle du souffle) agit sur le flux de la *prana* qui circule dans notre corps. La pratique des *asana* entraîne des changements dans notre respiration qui permettent de la modifier lorsque l'on pratique le *pranayama* à un niveau élevé. Le changement volontaire du rythme respiratoire en vitesse, en profondeur et en durée peut avoir de fortes incidences sur l'esprit à un premier niveau. Les *asana* et les *pranayama* nous aident à entrevoir l'enveloppe de félicité (*anandamaya kosha*) et à communiquer avec la conscience universelle dans notre vie quotidienne.

L'ASPECT PRATIQUE DU YOGA

Un peu d'espace et un peu de temps : c'est tout ce dont vous aurez besoin pour pratiquer le yoga. Idéalement, il vous faut assez de place pour déplier un tapis, et 40 minutes à une heure pour vous entraîner. Mais il est possible de faire du yoga dans d'autres conditions : au bureau, par exemple, une torsion douce soulagera un mal de dos ; en attendant le métro, une posture debout, comme la montagne, vous redonnera un peu de tonus. Pour débuter, intégrez petit à petit le yoga à votre vie quotidienne. Lorsque vous aurez compris ses bienfaits, vous serez en mesure de décider si vous souhaitez y consacrer plus de temps. Voici quelques conseils généraux pour votre entraînement :

- Portez des vêtements larges et confortables qui vous permettent de bouger facilement. Retirez votre montre et vos bijoux.
- Mettez-vous pieds nus – cela vous procure un contact étroit avec le sol et permet aux muscles des pieds de fonctionner librement.
- Après un repas copieux et avant de commencer votre entraînement, laissez deux à trois heures s'écouler. Le meilleur

moment pour s'entraîner est le matin avant le petit-déjeuner.

- Un tapis de yoga est agréable mais pas nécessaire. Vous pouvez utiliser une couverture si vous trouvez le sol trop dur. La meilleure façon de s'initier au yoga est de suivre un cours. Mais travailler seul à la maison permet d'approfondir tout ce que vous apprenez en cours.
- Si vous avez la possibilité de suivre un cours, choisissez-en un dont le professeur vous plaira. Il est bien plus bénéfique d'aller de temps en temps à un cours donné par un professeur qui vous inspire, que d'être assidu à un cours dirigé par quelqu'un que vous trouvez antipathique et démotivant.
- Si vous êtes enceinte, si vous n'êtes pas en forme ou si vous avez un handicap, essayez de trouver un professeur qui adaptera le travail à vos besoins.
- Enfin – et c'est très important – le yoga ne doit pas faire mal ! Si vous êtes fatigué ou perturbé après un entraînement, soit vous le pratiquez mal, soit l'entraînement ne vous convient pas. Vous devez être toujours attentif à vos réactions durant l'entraînement, à la maison comme au cours. Notez les détails de votre pratique et remarquez le moindre changement de votre état. Soyez pleinement « présent » dans votre yoga.

COMMENT EXÉCUTER LES POSTURES

Les postures yoga sont conçues pour nettoyer, tonifier et purifier le corps, ce qui, en retour, affecte l'esprit et l'aptitude à pratiquer le *pranayama* et la méditation en toute tranquillité. Il en résulte également de nombreuses influences bénéfiques pour la santé : développement de la souplesse, de l'endurance, de la force et de l'équilibre ; un meilleur fonctionnement des systèmes nerveux et endocrinien et des organes internes ; une augmentation de la qualité du souffle. De plus, vous en tirerez plus de cohérence, de concentration et de clarté mentale.

Pour obtenir ces effets bénéfiques, les postures doivent être effectuées avec attention et sensibilité. Les postures des chapitres deux et trois constituent deux entraînements complets et durent approximativement trente minutes chacun. Le chapitre deux renferme des postures principalement en extension, en ouverture et en élévation qui peuvent augmenter votre énergie. Les postures du chapitre trois sont pour la plupart resserrées, repliées ou inclinées, et favorisent l'introspection et la relaxation – elles sont particulièrement recommandées si vous souffrez de stress ou de tension (mais évitez-les si vous êtes déprimé). Gardez à l'esprit les points suivants lorsque vous effectuez ces postures ou toutes autres postures yoga :

- Choisissez des postures en accord avec votre humeur et votre niveau d'énergie. À chaque séance, commencez avec des postures douces avant d'en pratiquer de plus difficiles.
- Respirez régulièrement et lentement par le nez en pratiquant ces postures. En règle générale, soulevez, allongez et étendez le corps en inspirant ; utilisez chaque expiration pour trouver la stabilité, l'équilibre et le bien-être.
- Ne vous précipitez pas pour entreprendre ou terminer une posture – soyez attentif à chacune de ses étapes, et prenez votre temps pour aborder doucement mais délibérément la suivante.
- Ne jamais forcer une position – si vous avez mal, arrêtez-vous.
- Durant l'entraînement, surveillez les tensions inutiles de votre corps – surtout dans le visage, les mains, les pieds et les fesses.
- En général, ne vous entraînez pas devant un miroir. Fixez votre attention sur l'impact de la posture et non sur son apparence. Tentez d'enlever de votre esprit toute idée de perfection.
- Patanjali, l'auteur de *Yoga Sutras*, enseignait que les postures devaient être à la fois *sthira* (stables ou fermes) et *sukha* (douces). Un bon conseil à suivre !

COMMENT APPRENDRE À RESPIRER

Pour le yoga, la respiration unit l'esprit et le corps (voir page 19). Le pouvoir du travail respiratoire (*pranayama*) sur votre état d'esprit est important. C'est pourquoi vous devez progresser lentement et avec précaution – ne forcez jamais votre respiration dans le *pranayama*. Si vous vous sentez mal ou pris de vertige, revenez immédiatement à votre respiration normale. Si vous souffrez de contre-indications respiratoires, comme de l'asthme, il faudra vous entraîner sous la surveillance d'un professeur qui vous apportera des conseils.

Le travail de la respiration peut durer de deux à trente minutes ou plus. Si vous êtes débutant, commencez par un travail de trois minutes une ou deux fois par jour ; et vous serez étonné du défi que représente une concentration même très courte sur la respiration.

Pour pratiquer le *pranayama*, commencez par vous étendre, surtout si vous vous sentez mal ou si vous êtes fatigué. Plus tard, vous vous entraînerez en position assise, la colonne vertébrale bien droite. Essayez de vous asseoir sur le bord d'une chaise, les pieds bien à plat ou les jambes croisées sur le sol.

COMMENT PRATIQUER LES « MUDRA »

Les *mudra* sont des positions (principalement des mains) qui affectent le système énergétique du corps et le flux de *prana* (énergie vitale) en lui. Vous verrez que les *mudra* sont sans danger et faciles à apprendre et à appliquer ; ils peuvent améliorer rapidement votre humeur une fois que vous les aurez bien compris.

Quatre types de *mudra* sont exposés dans cet ouvrage ; leurs effets varient, car ils peuvent améliorer l'équilibre ou bien augmenter l'énergie. Vous pouvez aussi bien utiliser le même *mudra* pendant plusieurs minutes, deux ou trois fois par jour, ou vous pouvez simplement y avoir recours quand vous en ressentez le besoin – par exemple, pour vous calmer quand un transport en commun est bondé ou pour vous aider à vous concentrer avant un entretien professionnel.

Mais le meilleur moment pour pratiquer un *mudra* est après une séance de postures et de respiration. Fermez les yeux et fixez votre attention vers l'intérieur. Ne forcez pas, laissez simplement vos doigts se toucher légèrement. Puis laissez s'apaiser et se calmer votre esprit et votre corps.

COMMENT PRATIQUER LA MÉDITATION

Pour que la méditation agisse, il faut la pratiquer régulièrement. Mais il ne faut absolument pas s'y livrer sans les conseils d'un professeur si l'on se sent déprimé. Réservez-vous un temps et un lieu particuliers pour commencer ; votre esprit se concentre plus facilement si vous établissez une routine.

Pour méditer, asseyez-vous en position dressée, à moins que vous ne soyez trop malade ou trop faible pour tenir cette posture – presque tout le monde s'endort lors d'une méditation en position couchée ! Adoptez une position qui vous permette de vous asseoir confortablement et tranquillement ; il faudra sans doute que vous vous installiez sur une chaise dure au dossier droit ou sur un tabouret bas, du moins pour commencer. Si vous préférez une position traditionnelle de méditation – jambes croisées en demi-lotus, mettez-vous ainsi. (Pour la posture du demi-lotus, asseyez-vous par terre, pliez votre genou gauche de façon que le talon de votre pied gauche repose près du périnée ; la cuisse et le mollet sont sur le sol. Placez votre pied droit sur votre cuisse gauche aussi près que possible de l'articulation de la hanche.

Vous pouvez glisser un coussin sous votre genou droit.)

Prenez quelques dispositions afin de réduire au minimum les distractions pendant que vous méditez : éteignez votre téléphone portable, débranchez votre ligne fixe et fermez les portes, afin d'obtenir le plus grand calme. Si vous le désirez, composez un petit autel simple en plaçant quelques fleurs ou des images réconfortantes sur une table basse – cela aide à fixer son attention sur un seul centre d'intérêt.

Vous trouverez l'explication de deux exercices de méditation un peu plus loin dans ce livre (voir pages 65 et 101), qui focalisent sur les centres d'énergie, ou chakras, de votre corps. Quand on débute dans la pratique de la méditation, il semble difficile d'arrêter le flot de pensées qui traverse sans cesse l'esprit : on pense à ce que l'on doit faire ou encore au programme de télévision de la veille. Mais après une période d'entraînement régulier, vous vous concentrerez plus facilement, vous éliminerez le désordre qui règne dans votre esprit et vous finirez par créer la tranquillité, ce calme unique qui caractérise la méditation profonde. Il vous faudra peut-être des années d'entraînement pour atteindre ce but, mais le processus pour y parvenir est bénéfique et gratifiant en lui-même.

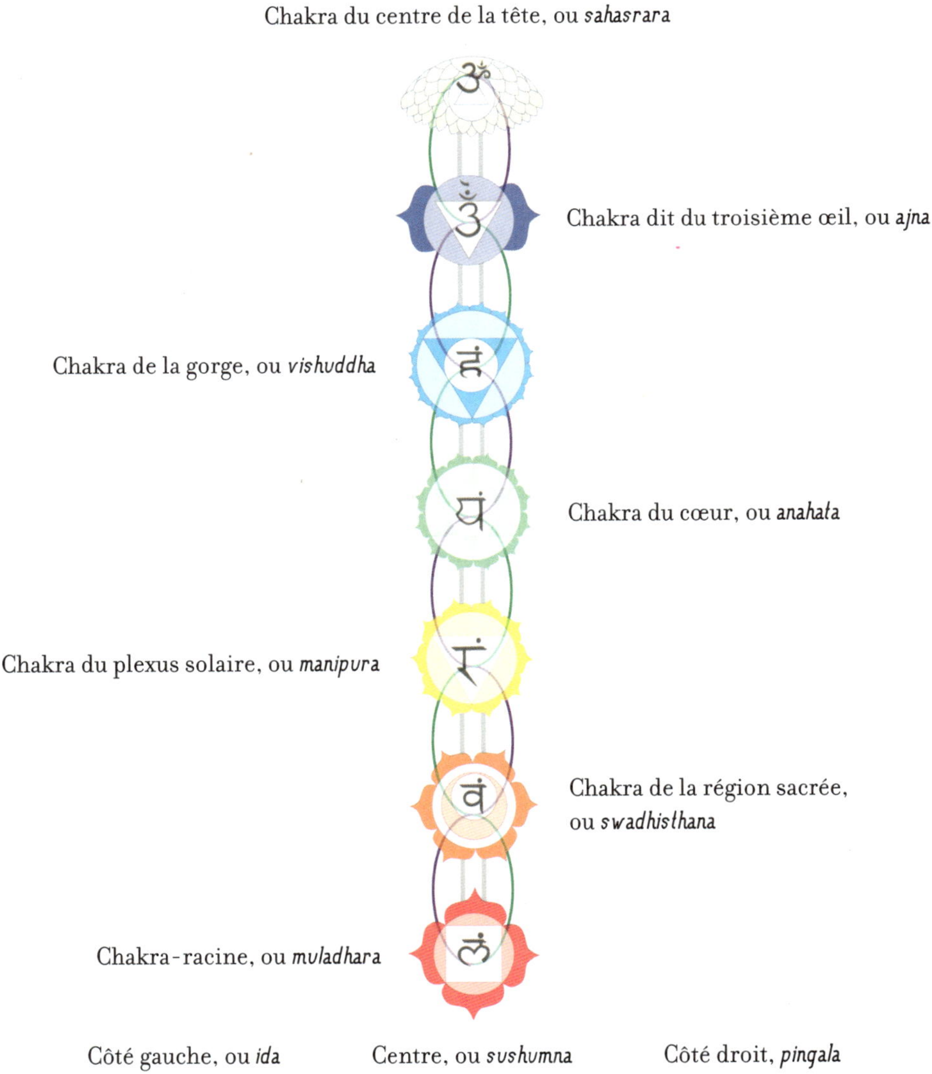
Chakra du centre de la tête, ou *sahasrara*
Chakra dit du troisième œil, ou *ajna*
Chakra de la gorge, ou *vishuddha*
Chakra du cœur, ou *anahata*
Chakra du plexus solaire, ou *manipura*
Chakra de la région sacrée, ou *swadhisthana*
Chakra-racine, ou *muladhara*
Côté gauche, ou *ida*
Centre, ou *sushumna*
Côté droit, *pingala*

LES CENTRES D'ÉNERGIE DU CORPS

Les chakras

Le *prana* – énergie fondamentale de toute vie – circule à travers un système de circuits d'énergie (*nadi*) qui se recoupent en certains endroits pour former les « roues » ou centres de l'énergie tournante, appelés *chakras*. Il existe sept chakras le long de l'axe vertical de notre corps. Chaque chakra est représenté par une couleur et un son particuliers ; à chacun sont associés des qualités et des attributs différents. Le schéma de la page précédente représente les chakras et leurs connexions avec les trois principaux *nadi* (courants praniques) : *ida*, *pingala* et *sushumna*. L'état de votre système de chakras ne se révélera qu'après une observation précise et un entraînement cohérent du yoga. Les postures du yoga et les exercices de respiration permettent de purifier les *nadi* afin que le *prana* y circule librement. La méditation sur un chakra particulier peut y améliorer la circulation du flux d'énergie, en équilibrant les zones qui lui sont associées. Les deux méditations de ce livre tournent autour du chakra-racine, ou *muladhara* (page 65), et le chakra du cœur, ou *anahata* (page 101).

Comme deux oiseaux d'or perchés sur un arbre,
l'ego et le moi sont compagnons inséparables.
L'un mange les fruits doux et amers de l'arbre,
tandis que l'autre observe sans se nourrir.

Si nous pensons que nous sommes l'ego,
nous y sommes liés et sombrons dans la peine.
Mais comprenez que vous êtes le moi,
et vous serez libéré du fardeau.
La compréhension du moi signifie
source suprême de lumière et d'amour,
vous dépassez le bien et le mal,
et vous entrez dans un état d'union.

BHAGAVAD GITA (VIe SIÈCLE AV. J.-C.)

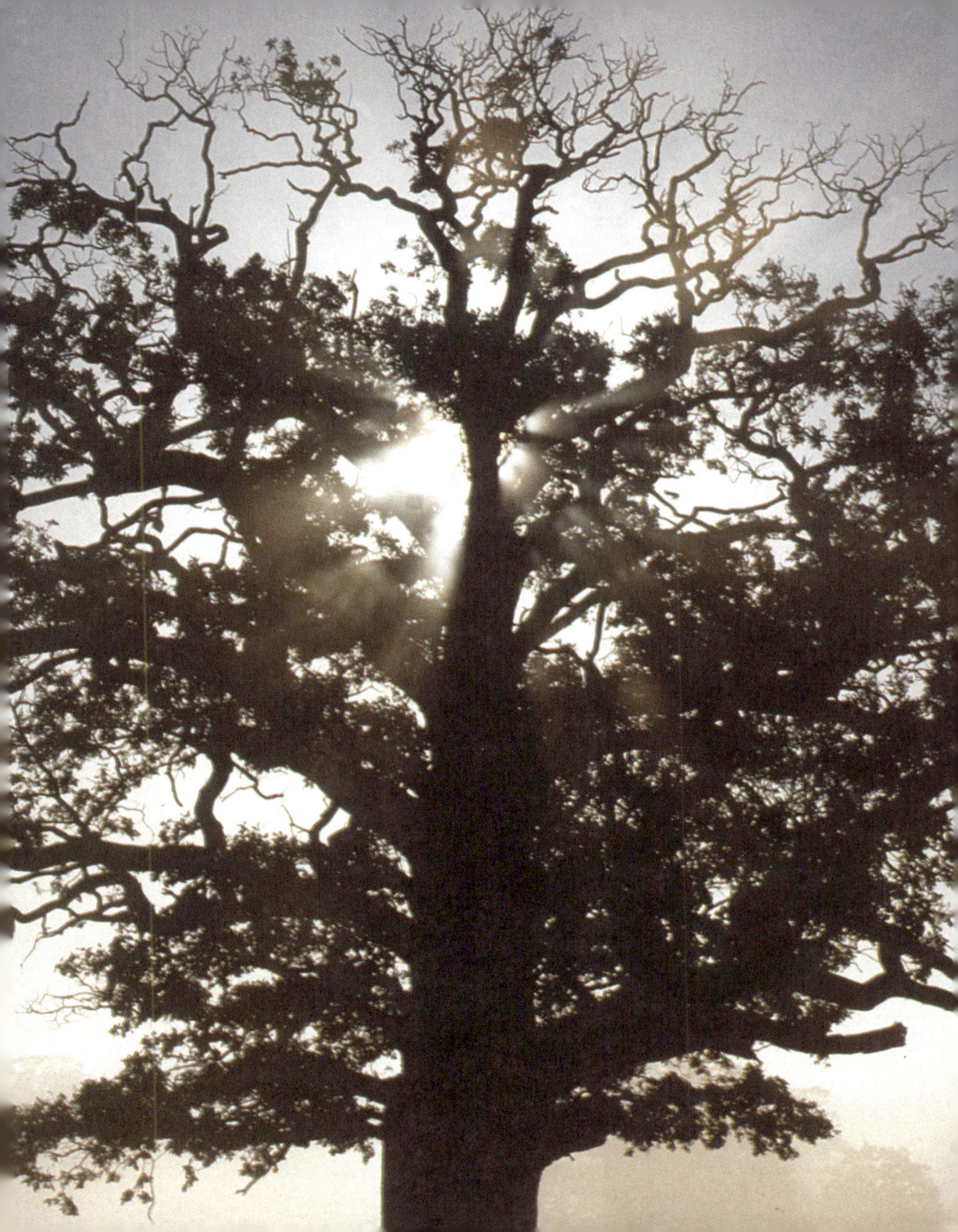

Chapitre deux

L'énergie yogique

Certains aspects de la vie moderne nous fatiguent et nous épuisent : nombreux sont ceux qui se battent avec des conditions de travail très contraignantes, de longs trajets à effectuer et des responsabilités familiales. Les téléphones portables et les e-mails absorbent aussi notre temps et notre énergie. Il n'est guère étonnant que nous rentrions à la maison, après le travail, totalement épuisés.

Mais se ressourcer est à portée de main grâce à la pratique du yoga qui est un formidable énergisant ! Les postures et autres techniques stimulent le système énergétique du corps et permettent de nous sentir plus en forme. Ce chapitre comprend des postures, des exercices respiratoires et des méditations qui permettent de requinquer les systèmes léthargiques, comme ceux qui canalisent l'énergie vers certaines parties du corps. L'exécution de certaines postures demande un peu de force ; d'autres sont plus douces. De simples exercices respiratoires ne prennent que quelques minutes. L'énergie dégagée par la méditation peut vous soutenir au cours de périodes délicates de votre vie, comme un changement de travail, un déménagement ou la venue d'un enfant.

Vous pouvez vous servir des techniques exposées dans ce chapitre de deux façons : exécutez-les en séquence, dans l'ordre proposé ; c'est un entraînement énergisant qui dure environ trente minutes (reprenez votre souffle entre chaque posture), ou bien choisissez quelques postures qui conviennent à votre humeur et pratiquez-les en respirant tranquillement ; méditez et pratiquez des *mudra* aussi longtemps que vous le pensez nécessaire.

LE YOGA PROCURE DE L'ÉNERGIE

Avant de commencer votre pratique du yoga, il est important de comprendre comment les postures, la respiration et la méditation peuvent vous procurer de l'énergie.

Dans de nombreux systèmes d'exercices de l'Occident, l'énergie est considérée comme quelque chose que l'on doive utiliser : nous parlons de dépense d'énergie pour brûler des calories. Mais la compréhension yogique de l'énergie n'a aucun rapport avec l'élimination des calories ; dans le yoga, l'énergie est liée à une force subtile appelée *prana*. Cette énergie subtile imprègne toute vie. Le *prana* circule à travers un réseau de canaux, les *nadi*, situés dans notre corps. Des centres d'énergie, les chakras (voir pages 28-29) se situent aux intersections des *nadi* (en certains points du corps).

La méditation sur les chakras et la pratique des postures accompagnent le flux de *prana*, résultat positif du yoga. Lorsque nous nous sentons bien, le *prana* circule librement à travers notre système énergétique, mais lorsque nous sommes malades, le *prana* se perd dans notre corps et, en conséquence, nous nous retrouvons sans énergie.

Pratiquez cet exercice simple pour ressentir le flux de *prana* dans votre corps : rapprochez vos mains comme pour prier. Assurez-vous que les extrémités de vos doigts et de vos pouces sont en contact, puis écartez les hypothénars l'un de l'autre. Cette pratique s'appelle un *mudra* (voir page 25). Ce geste dégage un flux de *prana* à travers les extrémités de vos doigts, et qui en retour crée un circuit d'énergie dans votre corps. Vous serez étonné de constater combien un *mudra* peut vous éclaircir les idées. Restez dans cette position aussi longtemps que vous le pouvez.

Selon le yoga, il existe trois qualités qui pénètrent toutes choses : *rajas* (énergie), *tamas* (inertie) et *satwa* (clarté). Nos vies sont souvent déséquilibrées et nous oscillons constamment entre des sensations de grande énergie et de profond épuisement. Le but du yoga est d'apporter à nos vies un état d'harmonie et de clarté (*satwa*). Dans ce chapitre, les pratiques libèrent le flux de *prana* à travers votre système énergétique et vous aident ainsi à retrouver plus de constance et plus d'équilibre dans votre vie. (Si vous vous sentez constamment en manque d'énergie, les suggestions du chapitre trois vous aideront à conserver le *prana*.)

VARIATIONS SUR LA POSTURE DE LA MONTAGNE
Tadasana

Première variation

1 Debout, pieds parallèles, en alignement avec les hanches. Étirez votre buste, relâchez vos épaules, le menton légèrement tiré vers la gorge pour allonger votre cou.

2 En inspirant, élevez les bras au-dessus de votre tête, et soulevez vos talons aussi haut que vous le pouvez. Trouvez votre équilibre. Expirez et revenez à la position 1. Répétez six fois.

Seconde variation

1 Debout, pieds joints. Joignez les paumes de vos mains au niveau de la poitrine.

2 Inspirez, levez les bras et amenez les paumes toujours jointes au-dessus de votre tête. Expirez et replacez les bras en position 1. Répétez six fois.

Exécutez ces variations de la posture de la montagne (en séquence ou séparément) pour améliorer votre équilibre et votre stabilité.

Première variation

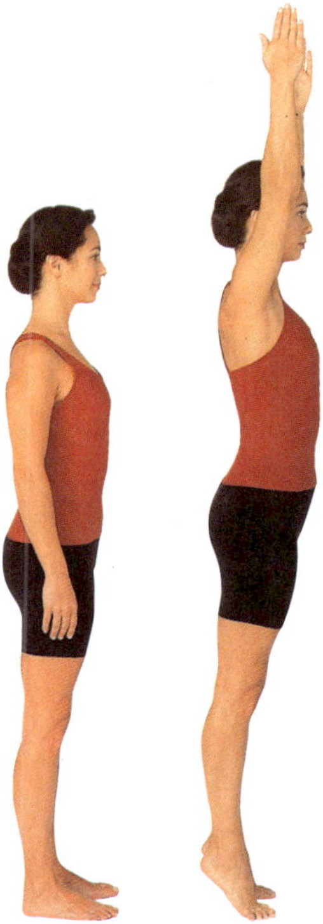

1 2

Seconde variation

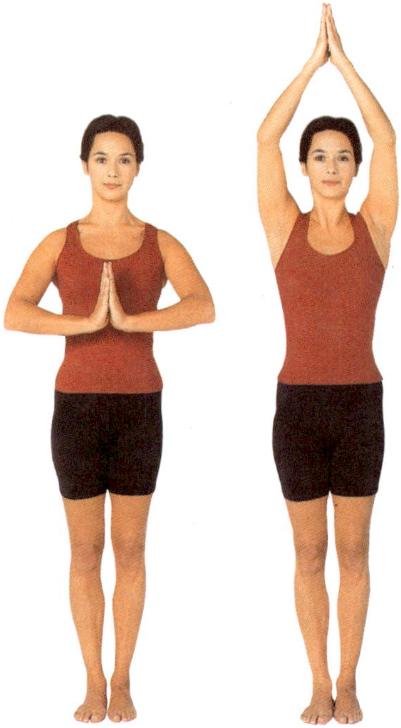

1 2

LE PETIT SALUT AU SOLEIL

1 Debout, pieds parallèles, en alignement avec les hanches.

2 Inspirez lentement, tendez les bras jusqu'à ce qu'ils se trouvent dans le prolongement des épaules.

3 Les paumes de vos mains se font face.
Expirez, penchez-vous en avant et ramenez les bras sur les côtés de façon qu'ils touchent soit vos tibias soit le sol. Pliez les genoux si vous n'y arrivez pas.

4 Inspirez en gonflant la poitrine et en étirant la colonne vertébrale au maximum. Gardez le cou dans le prolongement de la colonne vertébrale et regardez vers le haut. Puis expirez, relâchez votre buste, votre tête et votre cou. Retour à la position 3. Inspirez puis déplacez vos bras sur les côtés jusqu'au-dessus de vos épaules et revenez à la position 2. Expirez, relâchez vos bras sur le côté et revenez à la position 1. Répétez cette séquence six fois.

Cette pratique permet de réchauffer en douceur la colonne vertébrale et aide à faire circuler l'énergie à travers tout le corps. Le but est de coordonner la respiration et le mouvement, par des mouvements lents et doux. Surtout ne vous pressez pas !

LE PETIT SALUT AU SOLEIL

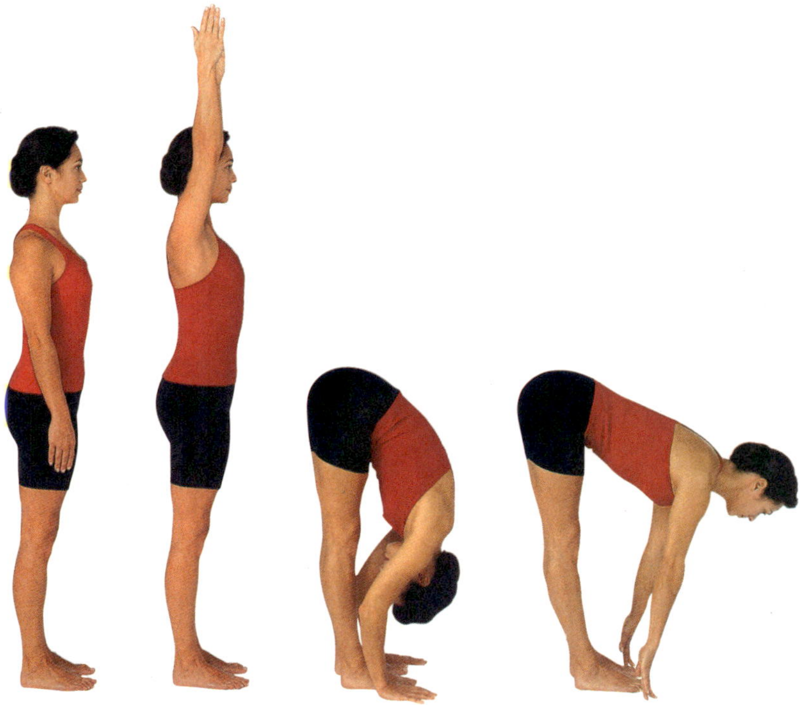

1 2 3 4

LA POSTURE DU GUERRIER
Virabhadrasana

1 Debout, pieds joints, bras sur les côtés.

2 Inspirez, tournez votre pied droit vers l'extérieur en appuyant un peu sur les orteils pour trouver votre équilibre. Faites un pas en avant avec le pied gauche. Expirez, appuyez bien votre talon droit au sol et équilibrez également votre poids entre vos deux pieds.

3 En inspirant, pliez votre genou gauche et levez les deux bras à hauteur des épaules, coudes pliés, et paumes tournées vers l'extérieur. Inspirez trois fois profondément dans cette position. À la dernière expiration, relâchez les bras le long du corps, redressez le genou plié et revenez à la position 2. Enfin, reprenez la position de départ. Répétez l'exercice du même côté gauche, reposez-vous quelques secondes pour retrouver votre souffle, puis répétez deux fois la séquence de l'autre côté.

Cette posture dynamique vous aide à élever vos niveaux énergétiques et à améliorer votre humeur.

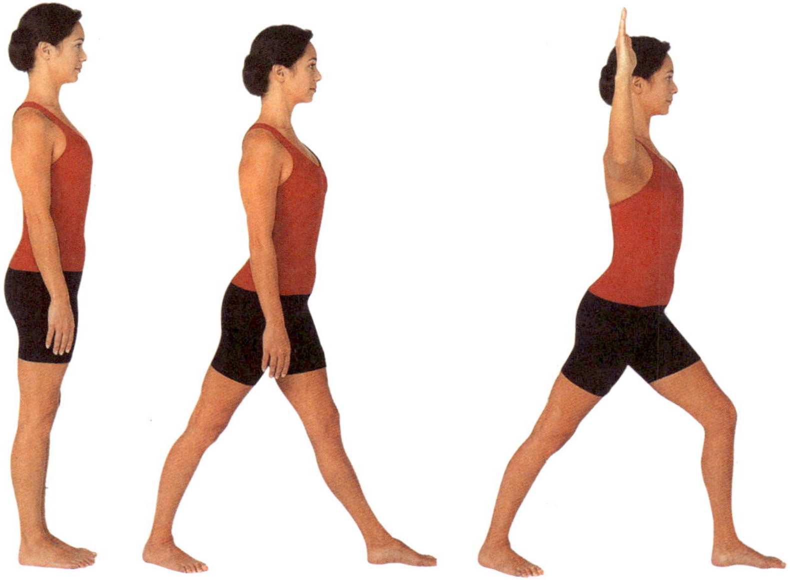

1 2 3

L'ÉNERGIE DU « MUDRA »

Apan Mudra

Avec l'exécution du *apan mudra*, vous percevrez vos problèmes sous un autre angle et vous aurez plus de force, d'énergie et de confiance pour aborder de nouveaux projets dans votre vie. On dit également qu'il facilite l'élimination des déchets et des toxines du corps.

Asseyez-vous confortablement et posez vos mains sur vos cuisses, les paumes dirigées vers le haut. Mettez les extrémités de votre médium et de votre annulaire en contact avec l'extrémité du pouce, pour chaque main. Laissez vos index et vos auriculaires s'étendre doucement. Maintenez le *mudra* de cinq à quinze minutes, deux ou trois fois par jour, ou dès que vous en ressentez le besoin.

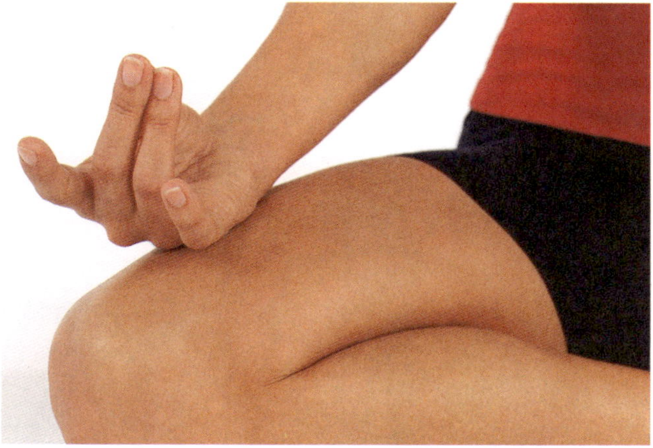

LA POSTURE DU TRIANGLE

Trikonasana

1 Debout, le pied gauche tourné vers l'extérieur à 90°, le pied droit légèrement tourné vers l'intérieur. Inspirez en levant les bras à hauteur des épaules, les paumes des mains tournées vers le bas.

2 Expirez, puis fléchissez le buste sur la gauche. Abaissez la main gauche le long de votre cuisse ou de votre mollet. Levez le bras droit au-dessus de la tête et écartez-le, loin des omoplates. Essayez de ne bouger que sur le côté, sans vous pencher en avant. Regardez votre main droite. Inspirez et revenez à la position 1. Répétez le mouvement trois fois de chaque côté.

Cette posture efficace aide à allonger et à contracter les côtés du buste, à étirer les jambes et à développer la souplesse et la coordination.

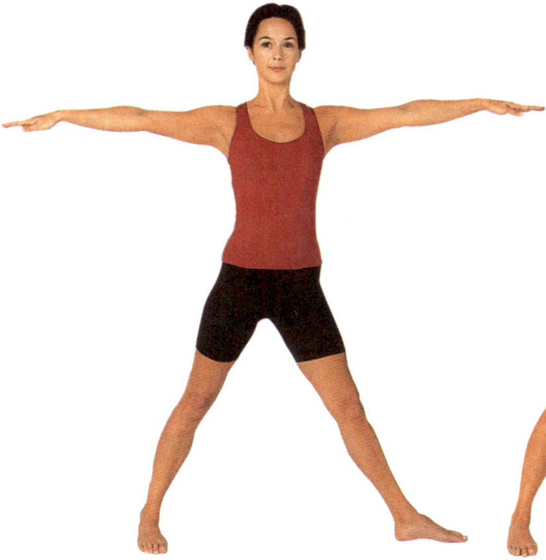

1

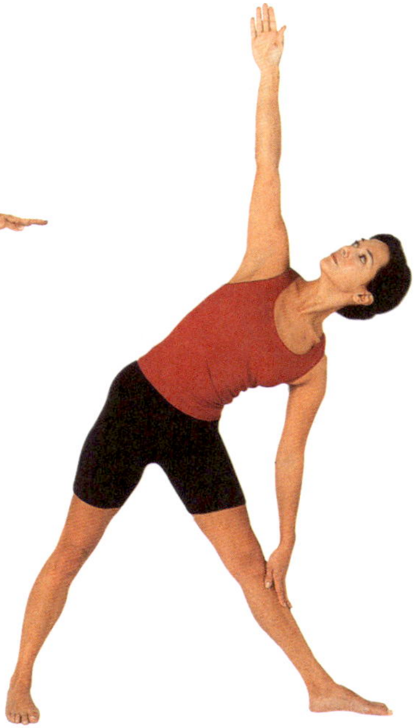

2

LA POSTURE MAJESTUEUSE

Utkatasana

1 Debout, pieds parallèles, en alignement avec les hanches.

2 Inspirez. Levez les bras au-dessus de la tête, écartés de la largeur des épaules, les paumes se faisant face.

3 Expirez. Pliez les genoux et balancez les hanches vers l'arrière. Gardez le dos plat en le maintenant avec les muscles abdominaux. Vérifiez que les genoux soient alignés avec la pointe des pieds. Inversez la séquence : inspirez, ramenez les hanches vers l'avant et redressez les jambes ; puis expirez et relâchez les bras revenus sur les côtés. Répétez la séquence entière six fois, lentement et fermement.

Cette posture tonifiante et forte augmente le flux d'énergie et renforce à la fois les jambes et le souffle. Sa pratique vous permet de puiser des forces au plus profond de votre corps. Laissez votre respiration revenir à la normale à la fin de la séance.

LA POSTURE MAJESTUEUSE

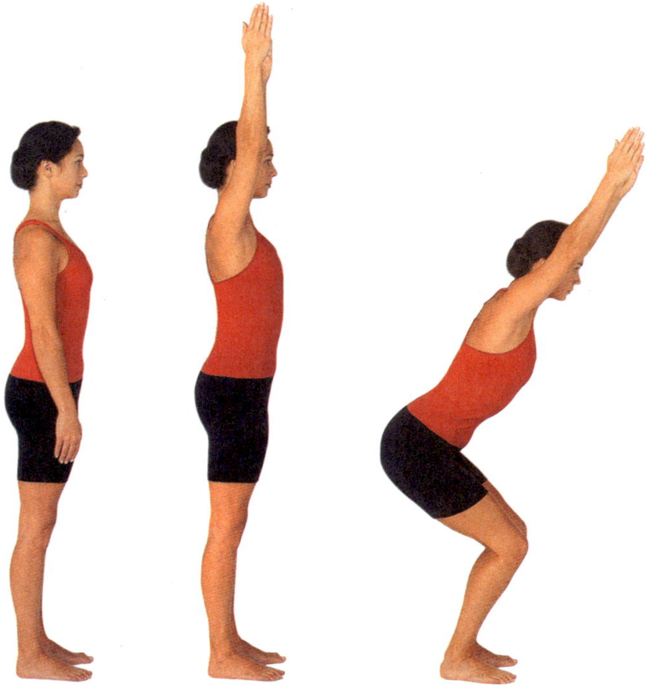

1 2 3

LA RESPIRATION YOGIQUE COMPLÈTE ET L'« UJJAYI »

Voici deux techniques respiratoires simples qui vous aideront à prendre progressivement conscience de votre souffle.

Respiration yogique complète

Étendez-vous sur le dos, fermez les yeux et respirez par le nez durant tout l'exercice. Visualisez votre souffle se déplaçant dans le bas de votre abdomen – imaginez que vous remplissez toute cette zone de lumière lorsque vous inspirez, et que vous débarrassez votre corps de toutes ses tensions lorsque vous expirez. Répétez cet exercice de cinq à dix fois. Puis visualisez votre souffle se déplaçant dans la partie médiane de votre corps (estomac et bas de la cage thoracique). Répétez cette respiration de cinq à dix fois. Enfin tournez votre attention vers la partie supérieure de votre corps (haut du dos, clavicules, épaules, cou, poitrine, gorge et tête). Visualisez de la lumière se répandant dans ces zones pendant l'inspiration, et laissez toutes les tensions s'évacuer en expirant (de cinq à dix respirations).

Puis, reliez les trois parties de votre corps en inspirant

lentement. Commencez par vous concentrer sur la partie la plus basse, puis inspirez dans la partie médiane et terminez par le haut de la tête. En expirant, laissez votre souffle s'écouler à travers votre corps, de la tête vers le bas de l'abdomen. Si vous remarquez une légère pause lorsque vous inspirez à fond et une autre à la fin de l'expiration, ne vous en souciez pas.

Ujjayi

Ujjayi signifie « victorieux ». Cette technique respiratoire engendre une respiration profonde et forte, qui réchauffe le corps et développe la force et la puissance intérieures.

En gardant la bouche fermée et décontractée, inspirez puis expirez par le nez. Contractez légèrement les muscles de votre gorge afin de produire un son particulier, continu et sifflant, un peu comme le bruit de la mer qu'on entend dans un coquillage. (Des muscles différents interviennent au cours de l'expiration.) Faites attention à ne pas forcer votre respiration. Avec de l'entraînement, vous contrôlerez la longueur et la pression de chaque respiration avec une grande précision. Répétez cet exercice douze fois pour commencer, puis augmentez à mesure que vous prenez plus d'assurance.

Une fois les *asana* bien assimilées,
on peut enfin pratiquer le *pranayama*
selon les instructions d'un maître,
les sens sous contrôle,
en suivant un régime nutritif et modéré.

HATHAYOGAPRADIPIKA (XIVe SIÈCLE)

Quand le souffle est irrégulier,
l'esprit est également instable ;
Lorsque le souffle est calme,
l'esprit est également tranquille.

HATHAYOGAPRADIPIKA (XIVe SIÈCLE)

LA SÉQUENCE DU CHAT, DU CHIEN ET DU CYGNE

1 Mettez-vous à quatre pattes. En inspirant, pliez doucement les coudes vers les genoux en relevant le milieu du buste. Votre colonne vertébrale s'incurve (c'est la position du chat). Le cou reste souple et les épaules sont ramenées en arrière.

2 En expirant, ramenez les pieds. Poussez les hanches vers le haut (c'est la position du chien). Relâchez la tête et le cou, et conservez les épaules bien ouvertes.

3 Inspirez, posez les genoux au sol et revenez à la position du chat.

4 Expirez et arrondissez doucement le dos, en ramenant légèrement le bassin en dessous. Puis asseyez-vous sur les talons en ramenant la tête au sol, les hanches sont sur les talons (c'est la position du cygne). Répétez six fois la séquence entière en respirant bien durant tout l'exercice.

Cette séquence améliore le flux d'énergie le long de la colonne vertébrale et réduit la tension et le stress accumulés dans le cou et les épaules. Faites attention à ne pas « pratiquer » les postures avec le menton : assurez-vous d'intégrer les mouvements de la tête et du cou au reste de la colonne.

LA SÉQUENCE DU CHAT, DU CHIEN ET DU CYGNE

1

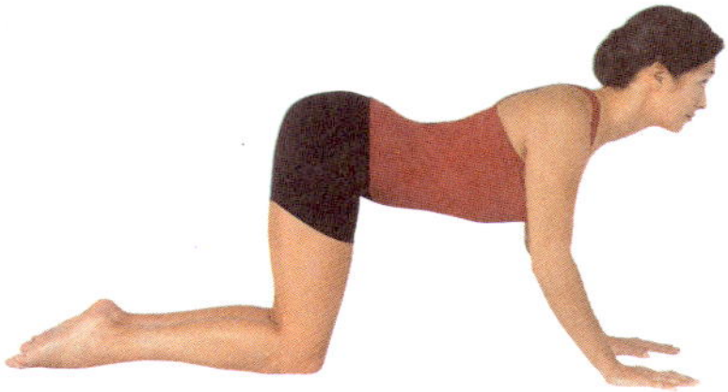

2

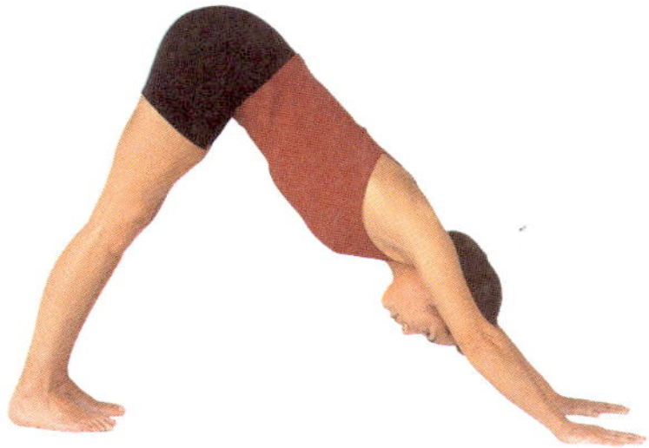

3

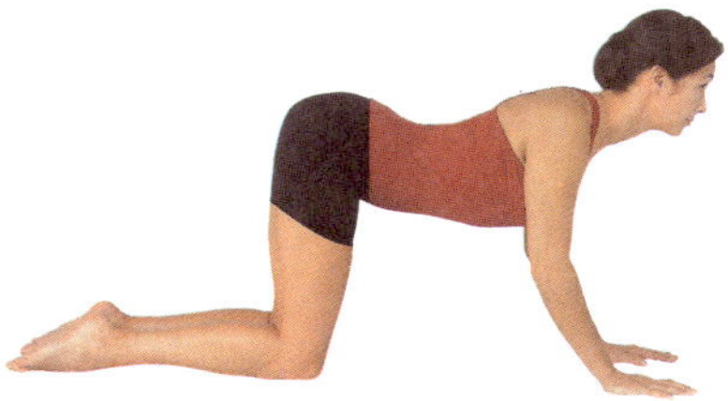

4

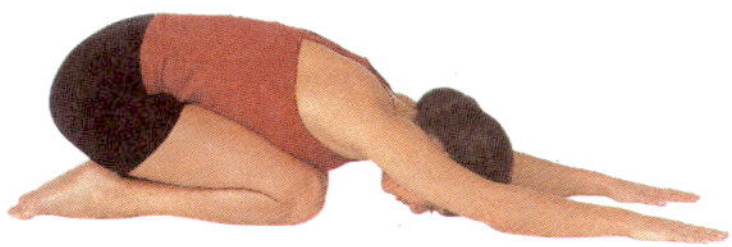

VARIATIONS SUR LA POSTURE DU COBRA

Variation facile

1 Étendez-vous sur le ventre, le front au sol. Placez les mains à plat sur le sol, de chaque côté de la cage thoracique, les coudes pointant vers le haut.

2 Inspirez et soulevez la tête et le haut du buste. Expirez et revenez à la position 1. Respirez doucement durant le mouvement, en gardant les mâchoires détendues. Répétez de quatre à six fois.

Variation plus difficile

1 Étendez-vous sur le ventre, le front au sol, les bras le long du corps, les paumes au sol.

2 Inspirez et décollez du sol la tête et le buste. Placez les bras devant la tête dans un mouvement rotatif. Expirez en ramenant les bras dans la position initiale.

La posture du cobra développe le buste et renforce le haut du dos, ce qui est très important si vous passez de longues heures assis devant un bureau. La posture ne doit pas faire mal au dos. Si c'était le cas, réduisez l'intensité du mouvement jusqu'à ce que vous vous sentiez bien.

Variation facile

1

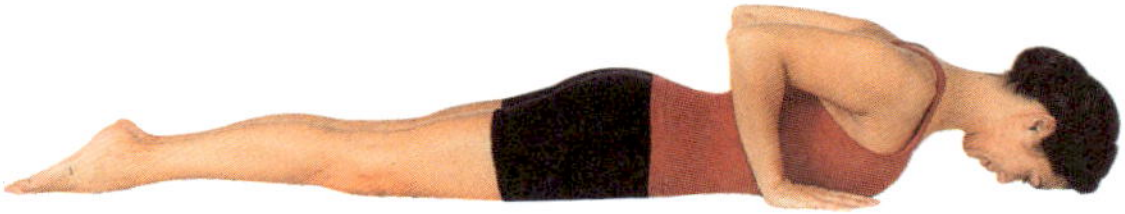

2

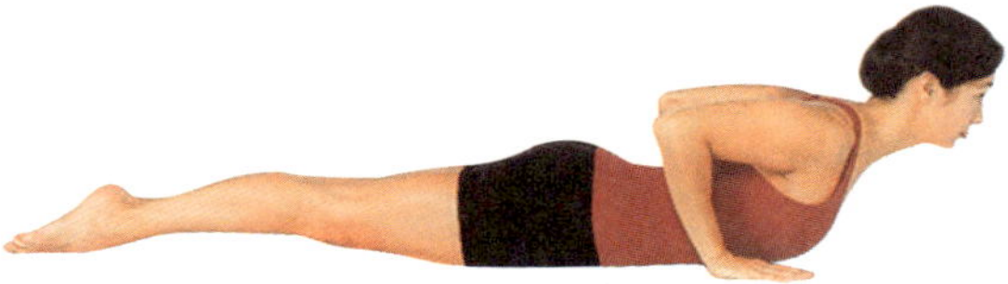

Variation plus difficile

1

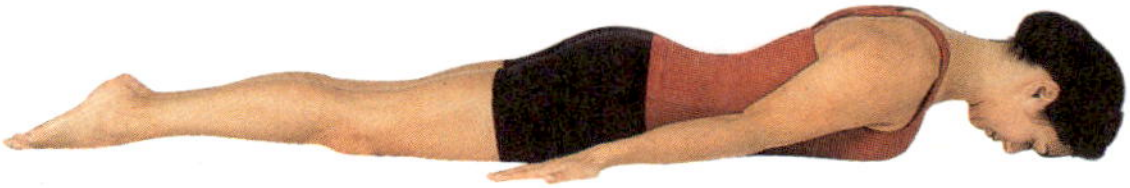

2

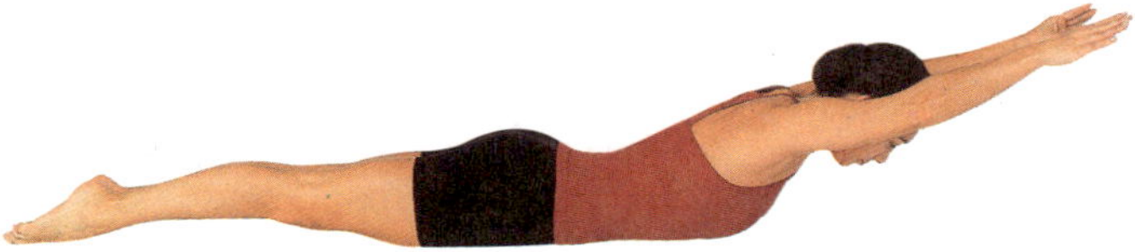

LES JAMBES TENDUES VERS LE HAUT

Utthanpadasana

1 Allongez-vous sur le dos, jambes pliées, les bras le long du corps et les paumes sur le sol.

2 Expirez et ramenez les genoux sur la poitrine.

3 En inspirant, levez les bras au-dessus de la tête et tendez les deux jambes (sans bloquer les genoux). Gardez le ventre rentré pour soutenir la colonne vertébrale. Reprenez les étapes 2 et 3, de trois à six fois. Inspirez lorsque vous ramenez les pieds au sol.

Ce mouvement renforce le bas du dos ainsi que la région abdominale ; c'est un excellent antidote contre de longues stations assises. Faites bien attention à la qualité et à la longueur de votre souffle – respirez fermement tout au long de l'exercice. Vous exécuterez plus facilement ce mouvement si vous ne levez qu'une seule jambe à la fois, laissant l'autre pied au sol avec la jambe fléchie pour un meilleur appui.

LES JAMBES TENDUES VERS LE HAUT

1

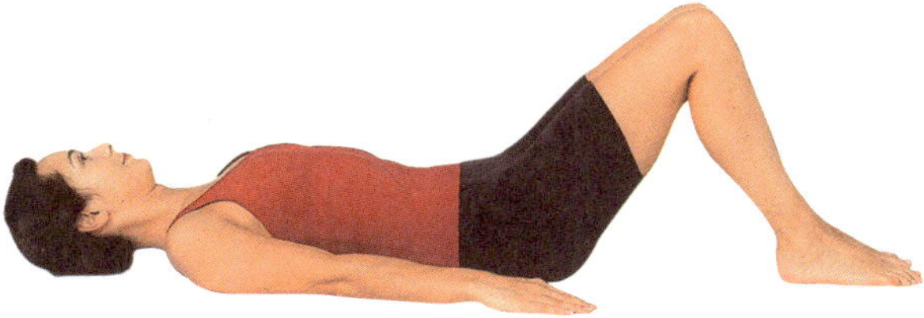

2

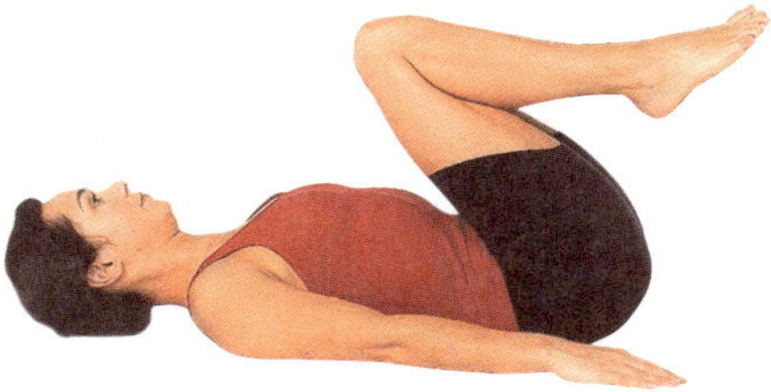

3

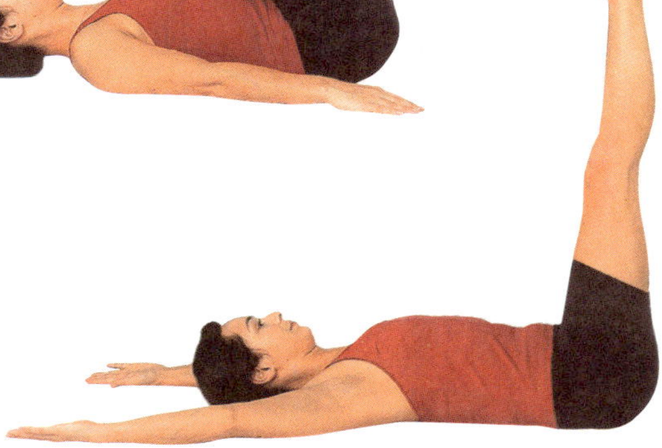

RESPIRATION ALTERNÉE PAR LES NARINES

Alunoma Viloma

Cette technique régule le flux d'énergie circulant dans les *nadi* (circuits) de votre corps, et apporte un équilibre entre stimulation et relaxation. Faites en sorte que vos inspirations et vos expirations soient de même durée, et évitez les tensions – chaque respiration doit être douce et lente.

Servez-vous de la main droite pour obturer les narines : repliez l'index et le majeur, servez-vous du pouce pour boucher la narine droite, et de l'annulaire et de l'auriculaire pour obturer la narine gauche. Obturez votre narine droite et inspirez par la narine gauche (voir page suivante, en haut). Puis obturez votre narine gauche, et expirez par la narine droite. Ensuite, inspirez par la même narine droite (voir page suivante, en bas) et expirez par la narine gauche : vous aurez ainsi effectué une séquence complète d'*alunoma viloma*. Commencez par huit séquences et essayez d'arriver à seize.

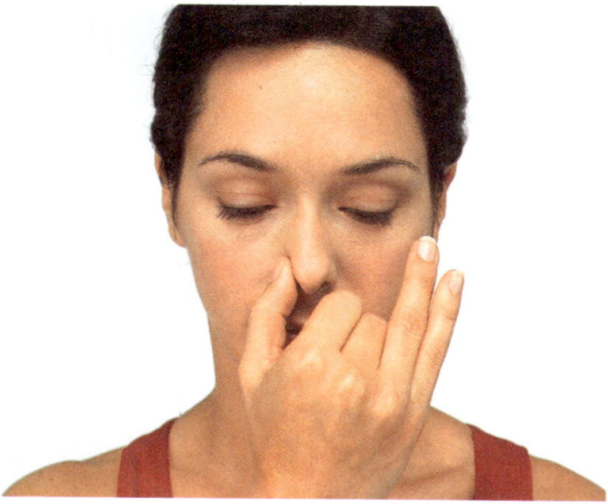

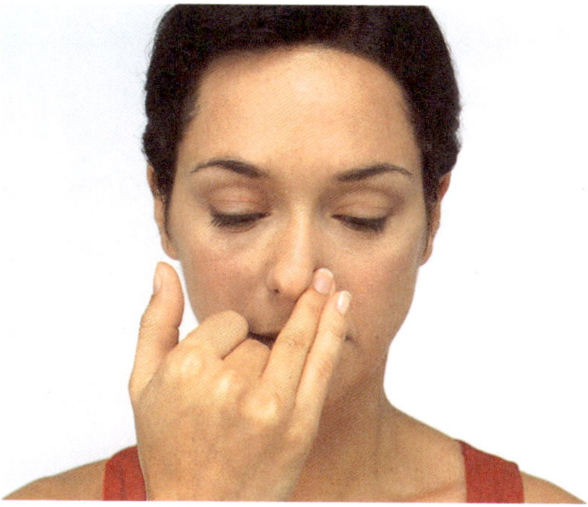

LA POSITION DE TORSION AU SOL

Jathara Parivriti

1 Allongez-vous sur le dos, bras écartés à hauteur des épaules. Pliez les genoux et posez les pieds bien à plat sur le sol. Levez la jambe gauche vers le plafond.

2 Expirez et descendez lentement votre jambe gauche, afin de la placer sur le côté droit de votre corps. Si possible, attrapez les orteils avec la main droite. Tournez doucement la tête et regardez au-dessus de votre épaule gauche. Tenez cette position durant quatre à six respirations régulières. Répétez deux fois de chaque côté.

Ces positions tonifient toute la colonne vertébrale, augmentent le flux de prana *et stimulent le système nerveux. Elles sont également recommandées pour le système digestif et redonnent du tonus aux organes internes.*

1

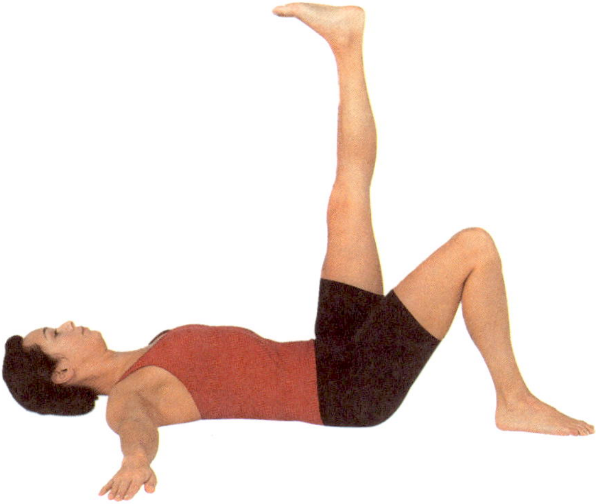

2

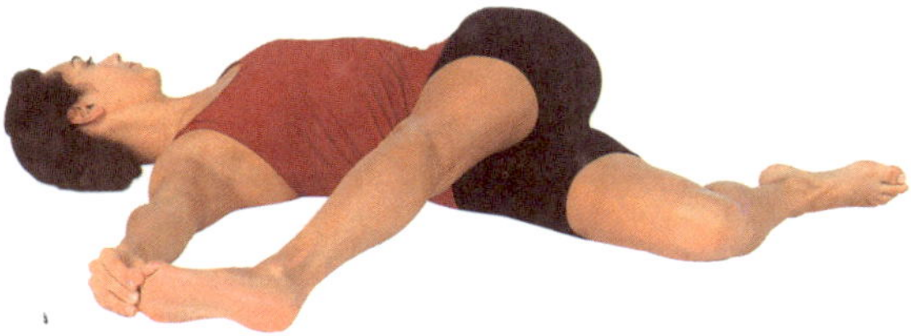

LA POSTURE DU PONT

1 Allongez-vous sur le dos, fléchissez les jambes, les pieds à plat sur le sol, parallèles et écartés de la largeur des hanches. Appuyez fortement les pieds au sol, et gardez vos gros orteils en contact avec le sol.

2 Inspirez et soulevez les hanches du sol. Les épaules au sol, joignez les mains sous votre corps et poussez-les doucement vers les talons. Basculez le bassin pour que vos hanches se soulèvent un peu plus. Gardez les genoux parallèles. Respirez profondément avec la poitrine de trois à six fois. Pour achever la posture, relâchez les mains et étendez les bras vers l'extérieur. En expirant, amorcez une descente au sol, vertèbre après vertèbre. Reposez-vous et reprenez votre souffle. Recommencez toute la séquence de deux à quatre fois.

Ce travail très stimulant accroît le tonus du diaphragme, et fortifie les jambes et la région abdominale. Pratiquez cet exercice attentivement – notez l'équilibre symétrique de la posture, quand votre corps est soutenu à l'avant et à l'arrière.

LA POSTURE DU PONT

1

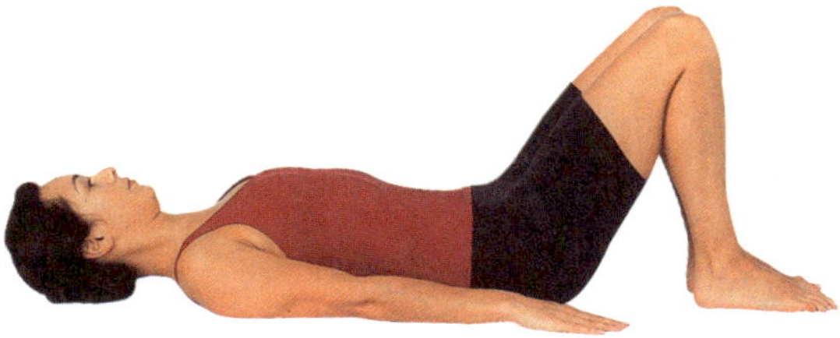

2

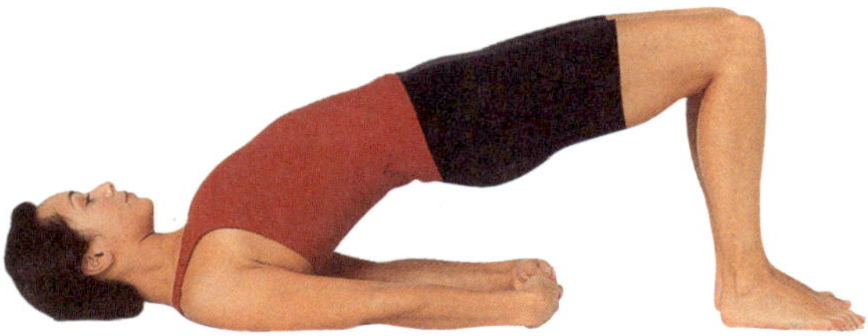

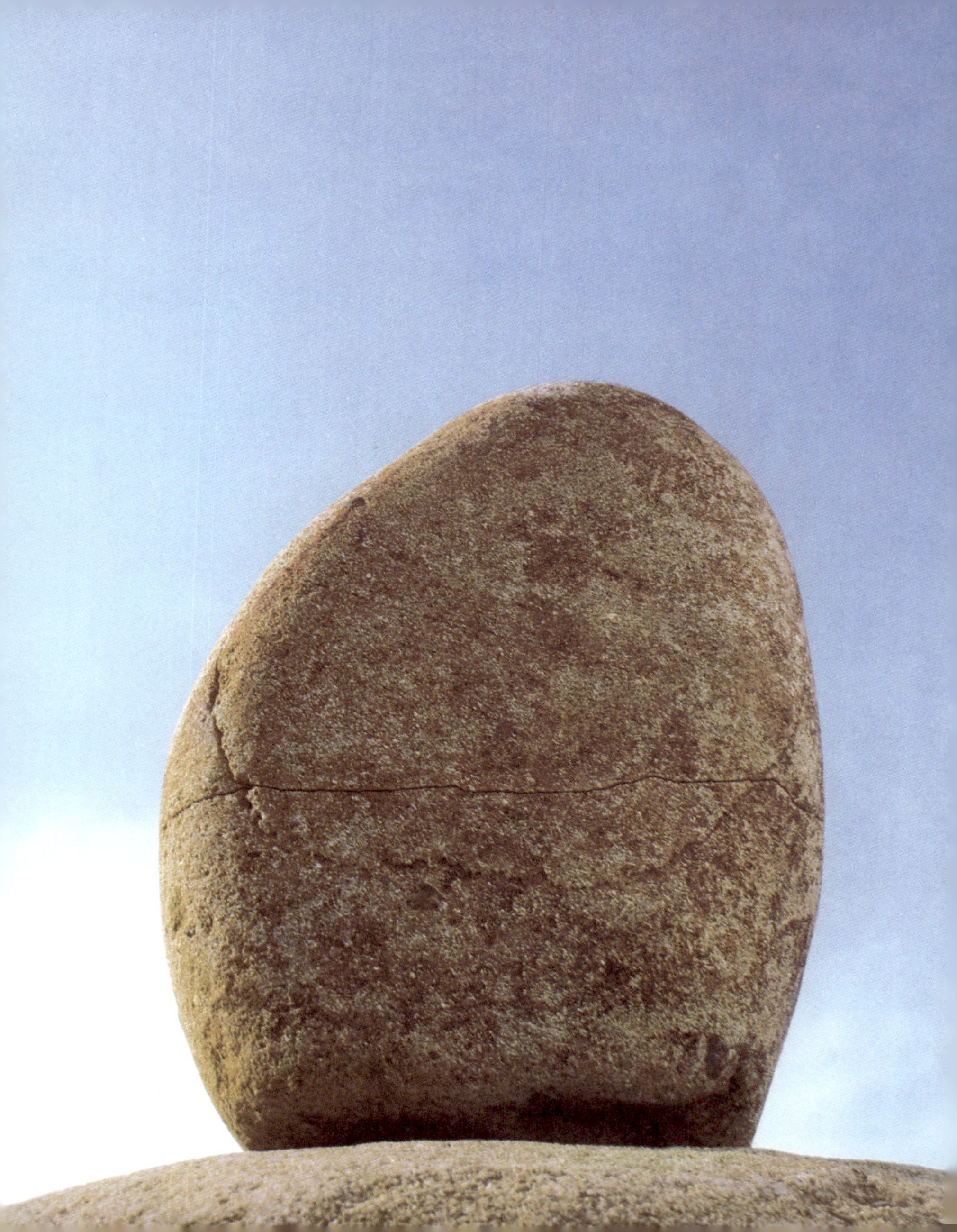

LA FORCE INTÉRIEURE

Cette méditation est centrée sur le chakra-racine (*muladhara chakra*), le centre d'énergie du corps qui nous relie à la terre et nous apporte une sensation de stabilité (voir page 29).

1 Asseyez-vous confortablement, la colonne vertébrale bien droite. Posez les paumes des mains sur vos genoux ou sur vos cuisses, et fermez les yeux. Concentrez-vous pendant un instant sur votre corps : relâchez les muscles qui sont tendus. Vous devez vous sentir à l'aise et fermement installé.

2 Concentrez-vous sur votre respiration. En inspirant, laissez votre corps s'imprégner de la force qui monte du sol. À chaque expiration, vous vous sentez un peu plus solide, ferme et fort.

3 Laissez votre esprit trouver la stabilité et la force du soi intérieur. Si d'autres pensées s'insinuent dans votre esprit, concentrez-vous à nouveau sur votre respiration. Au bout de quelques minutes, reportez votre attention sur votre corps : prenez conscience de son poids. Restez ainsi un moment, calmement assis, avant de vous relever.

L'état de yoga peut être atteint
par un entraînement persévérant
et un non-attachement.

PATANJALI

YOGA SUTRAS (VERS 200 AV. J.-C.)

L'esprit se sent bien quand il pratique
la bienveillance face au bonheur,
la compassion face à la misère,
la joie face à la vertu,
et l'indifférence face à l'erreur.

PATANJALI

YOGA SUTRAS (VERS 200 AV. J.-C.)

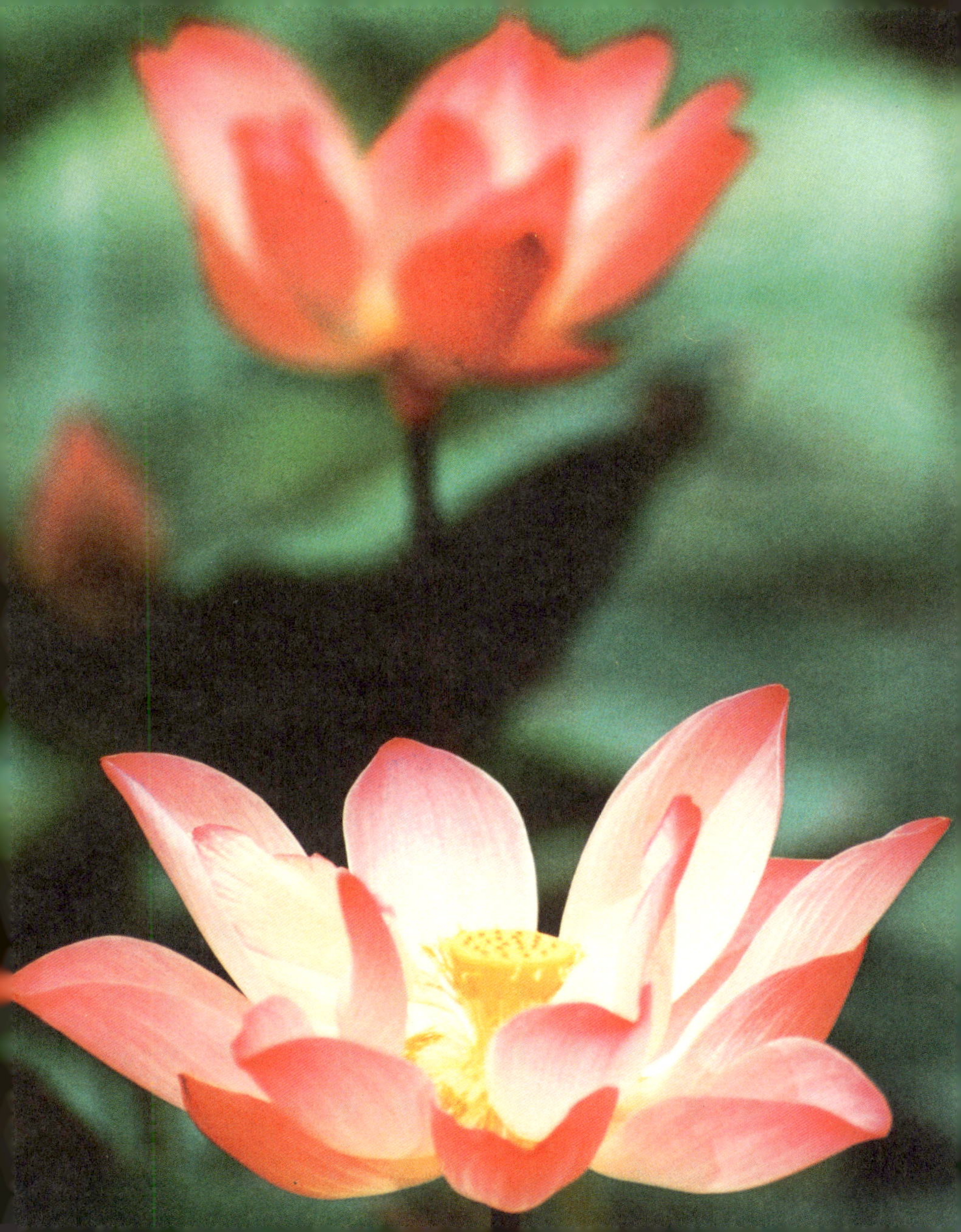

Chapitre trois

La relaxation yogique

Beaucoup d'entre nous connaissent un grand stress à certaines périodes de la vie. Ce n'est guère surprenant, quand on considère cette vie contre nature que nous menons, qui nous sépare de nos rythmes biologiques et qui assaille nos corps d'un tas de messages sensoriels. Considérez plutôt les faits suivants : nous sommes presque tous réveillés chaque matin par la sonnerie du réveil, et nous nous lançons immédiatement dans la vie stressée qu'amènent la circulation en heure de pointe, le bruit permanent et la pollution. Pour nous changer les idées, nous sollicitons encore plus notre système nerveux en allant au cinéma (nous vivons de fortes émotions lorsque nous regardons un film d'horreur ou un thriller !), en regardant la télévision ou en écoutant de la musique. Le stress revêt encore d'autres formes : la solitude et l'ennui peuvent être aussi stressants pour notre corps et notre esprit qu'une trop forte stimulation. Il en résulte que nous perdons le contact avec notre sens inné de la paix.

Le yoga est connu pour ses effets calmants. C'est un puissant instrument qui nous aide à rompre le cercle infernal du stress, à détendre notre esprit et notre corps, et à nourrir notre système nerveux pour lui conserver santé et équilibre. Ce chapitre présente des techniques qui vous permettront de vous concentrer. Elles vous aideront à vous libérer des causes extérieures de stress et à retrouver un lieu de tranquillité au plus profond de vous. Exécutez chaque suggestion que nous vous apportons en séquence, dans l'ordre présenté, ou séparément selon vos besoins.

LE YOGA PROCURE LE CALME

Le stress n'est pas toujours un mal – nous en avons tous besoin à petites doses pour rester motivés. Toutefois, le niveau optimal de stress varie d'un individu à l'autre. Trouvez celui qui vous convient le mieux : sous quelle pression vous sentez-vous le plus performant ? Pour certains, c'est ne pas perdre une minute dans une journée chargée d'activités ; pour d'autres, ce sont les « coups de feu » brefs et denses, suivis de périodes d'accalmie. Il ne s'agit pas ici de compétition – votre niveau de stress optimal vous est strictement personnel – et il n'y a rien à gagner à vouloir « l'emporter » sur les autres. Prenez simplement conscience de vos propres limites.

Le corps reflète l'état d'esprit. Si nous sommes sous pression (ou en colère), nos corps perçoivent un danger et se préparent à affronter ce que l'on appelle le réflexe de lutte ou de fuite. Nos muscles se tendent et, physiquement, le corps déclenche une action défensive, ou un repli rapide ! Si vous êtes au bureau ou au volant au milieu d'un encombrement, et que vous vous sentez frustré, mal à l'aise ou irrité, la réponse de lutte ou de fuite commence à agir. Cependant, comme la menace présente n'est pas quelque chose que vous puissiez – au sens physique – affronter ou éviter, votre stress ne s'évacue pas. Sur une longue période, votre corps présentera en permanence la réaction de lutte ou de fuite : les signes éloquents d'épaules voûtées, d'estomac noué, de dents grinçantes et de respiration courte et superficielle.

Pour contrecarrer cet état négatif, nous avons besoin d'un entraînement sérieux qui permettra au corps de diminuer la pression. Le yoga est bien connu pour ses effets calmants. Sa pratique permet à nos muscles de relâcher doucement les contractions qui sont associées au stress, tandis que la respiration se calme et s'approfondit grâce aux postures et à la méditation, le système nerveux retrouve un état de relaxation. Cependant, la faculté de retrouver cet état de calme ne sera pas immédiate ; c'est un processus de longue haleine. Persévérez dans les techniques décrites dans ce chapitre et avec le temps, la pratique du yoga vous apprendra à trouver en vous de nouvelles réponses : une attitude plus flexible et plus ouverte, qui à son tour favorisera un esprit plus flexible et plus ouvert.

LE SCEAU DE LA SAGESSE ET LE SCEAU DE LA CONNAISSANCE

Jnana Mudra et Chin Mudra

Ces *mudra* se retrouvent dans de nombreuses pratiques traditionnelles de la méditation, à travers le monde entier. On dit qu'ils favorisent la canalisation de l'énergie dans les chakras supérieurs, ceux qui nous élèvent dans les états les plus subtiles de conscience – expérimentation de la clarté dans la colonne vertébrale, la poitrine ou la tête. Ces deux chakras peuvent également induire un sentiment de solidité. On dit qu'ils stimulent la mémoire et la concentration mentale.

Joignez les extrémités des index et des pouces de vos deux mains (voir page suivante). Reposez les mains sur les genoux, les paumes tournées vers le haut pour le *jnana mudra* (page suivante, en haut), ou vers le bas pour le *chin mudra* (page suivante, en bas). Exécutez ces deux *mudra* pendant cinq à quinze minutes chaque fois, une ou deux fois par jour, ou utilisez-les pour soutenir l'exercice de la méditation ou de la respiration. Essayez de passer de l'un à l'autre pour bien ressentir les effets particuliers que chacun produit en vous.

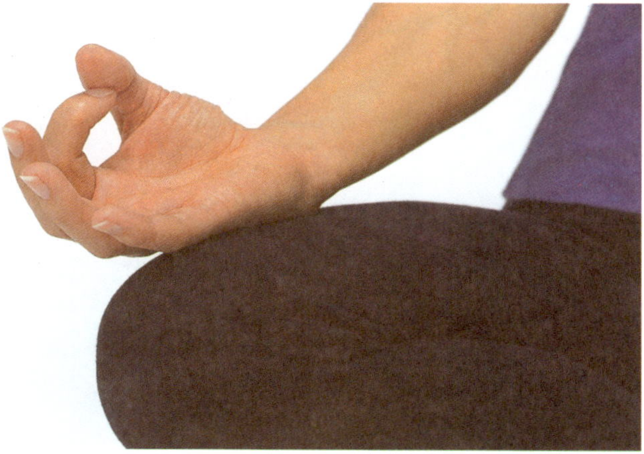

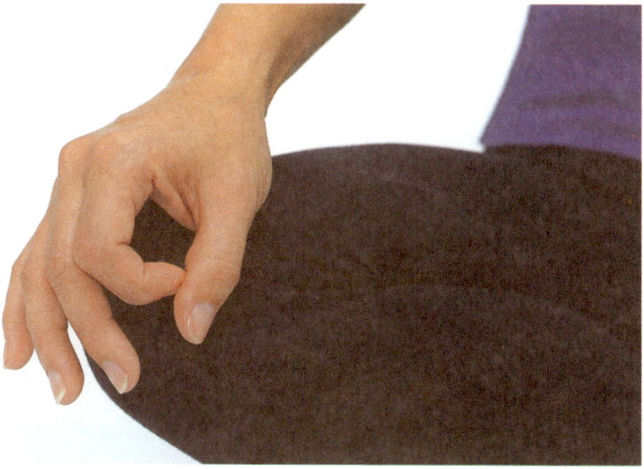

LES POSTURES DE RELAXATION

Consacrez entre trois et quinze minutes à ces postures, très efficaces pour se détendre après une journée de travail.

Repos de la région lombaire : étendez-vous, un coussin ou une serviette roulée sous les genoux. Posez les mains sur le bas ventre. Cette posture soulage les douleurs, la fatigue et les tensions lombaires et vous aide à vous sentir « centré ».
Ouverture du buste : servez-vous d'un gros traversin pour y reposer le haut du corps. Étendez vos bras sur les côtés, les paumes vers le haut. Si vous sentez que le bas de votre dos est trop étiré, glissez un léger rembourrage sous vos hanches. C'est une excellente façon de lutter contre les tensions du cou et du haut du dos. Si vous êtes extrêmement tendu, cette posture sera peut-être trop difficile, auquel cas trouvez-en une autre.
Posture de l'enfant au repos : installez un gros coussin ou un traversin entre vos genoux : il vous soutiendra en position fléchie vers l'avant. Le coussin doit être assez gros pour une position confortable. Posez simplement la tête sur le coussin et étendez vos bras de chaque côté.

Repos de la région lombaire

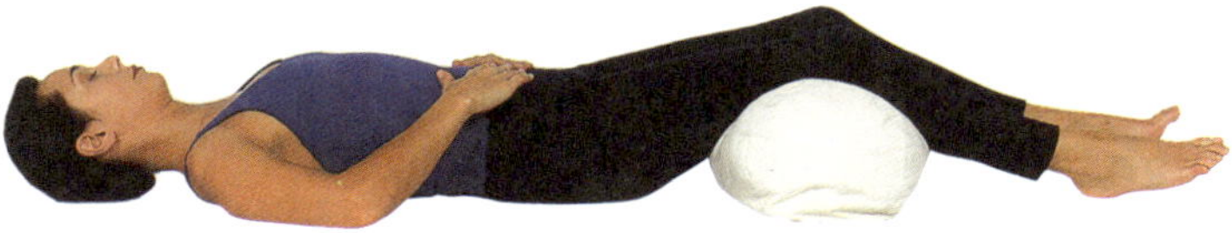

Ouverture du buste

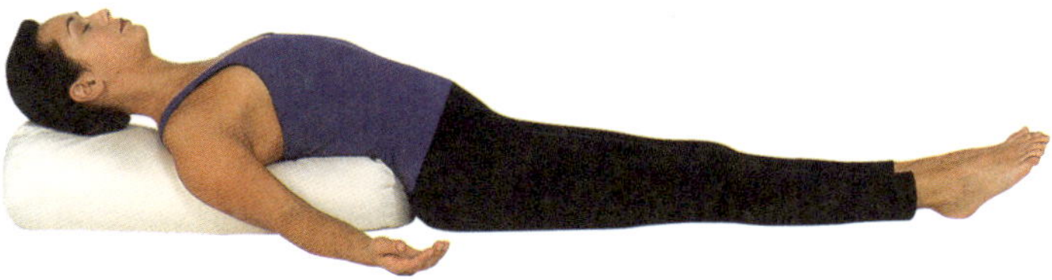

Posture de l'enfant au repos

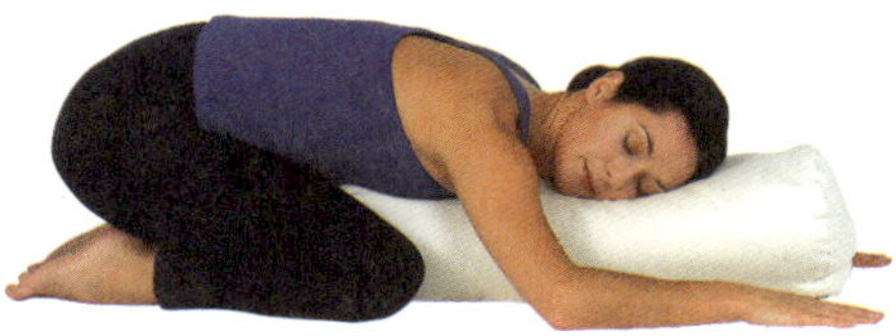

FLEXION EN AVANT

Uttanasana

1 Debout, pieds parallèles, en alignement avec les hanches. Étirez et relâchez les épaules, en faisant des rotations de haut en bas. Allongez et détendez l'arrière du cou.

2 En inspirant, levez les bras au-dessus de la tête. Vous pouvez le faire en les ramenant devant vous, ou en les soulevant sur les côtés.

3 Expirez en fléchissant le corps en avant. Posez les mains par terre à côté de vos pieds et pliez les genoux pour détendre le buste, la tête et le cou. Faites le mouvement en sens inverse. Inspirez et revenez à la position 2, en levant les bras et en les plaçant devant vous si vous le pouvez, sinon placez-les de chaque côté pour une posture plus facile. En expirant, relâchez les bras le long du corps (position 1). Recommencez de quatre à six fois.

Ce mouvement simple est bénéfique pour la colonne vertébrale et les organes internes. De plus, se concentrer sur le flux respiratoire et sur le mouvement apporte une attitude plus positive.

FLEXION EN AVANT

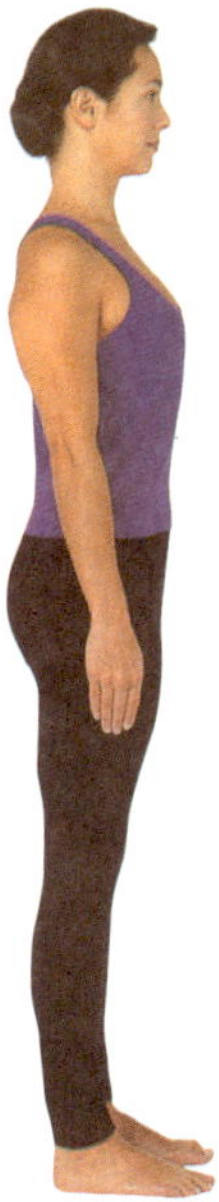

1

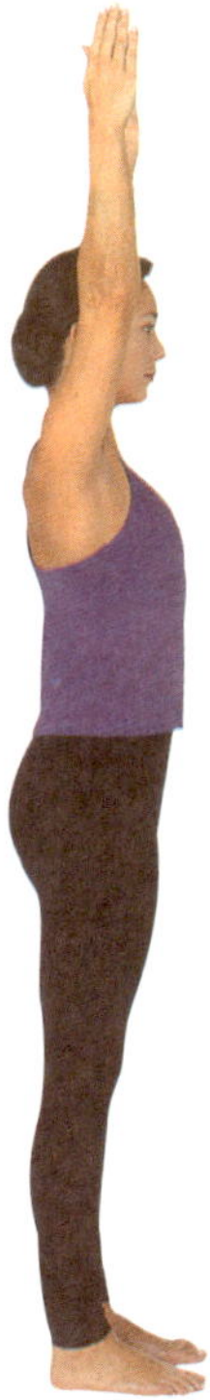

2

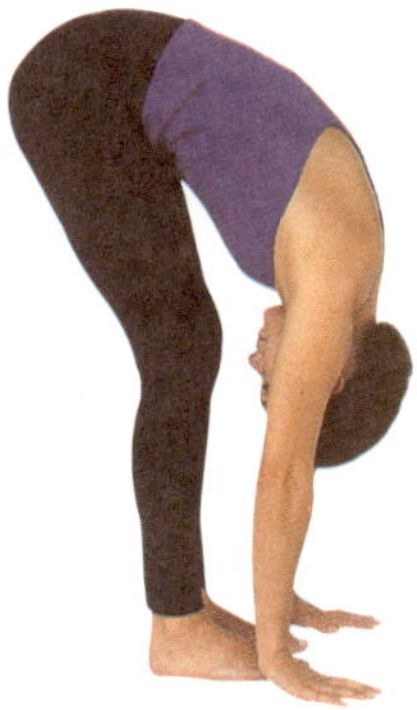

3

FLEXION LATÉRALE EN AVANT

Parsva Uttanasana

1 Debout, le pied gauche en avant et le pied droit légèrement tourné vers l'extérieur. Inspirez et levez les bras au-dessus de la tête. Étirez la colonne vertébrale et laissez retomber le sacrum. Conservez le pied en arrière, bien collé au sol pour plus de stabilité.

2 En expirant, fléchissez lentement le corps en avant. Pliez un peu le genou gauche, même si vous êtes assez souple pour vous pencher en conservant la jambe tendue. Posez les paumes des mains sur le sol de chaque côté du pied et détendez complètement la tête et le cou. Respirez profondément : inspirez pour dilater le haut du buste ; expirez pour vous détendre. Pour revenir à la position 1, gardez le dos bien droit en inspirant. Puis abaissez les bras sur les côtés en expirant. Répétez trois fois de chaque côté.

C'est une des meilleures façons de se débarrasser des fardeaux ! Pensez à un sac à dos très lourd que vous n'avez plus envie de porter. En vous penchant en avant, vous laisserez tomber le contenu du sac.

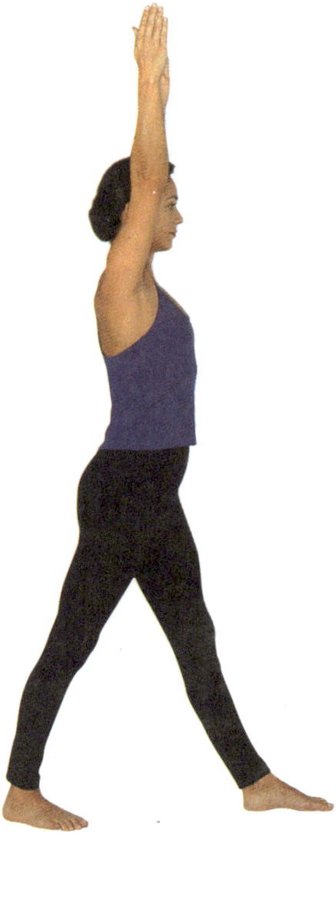

1

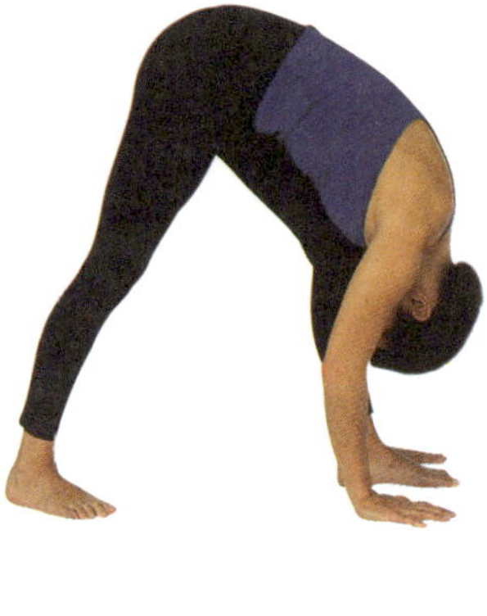

2

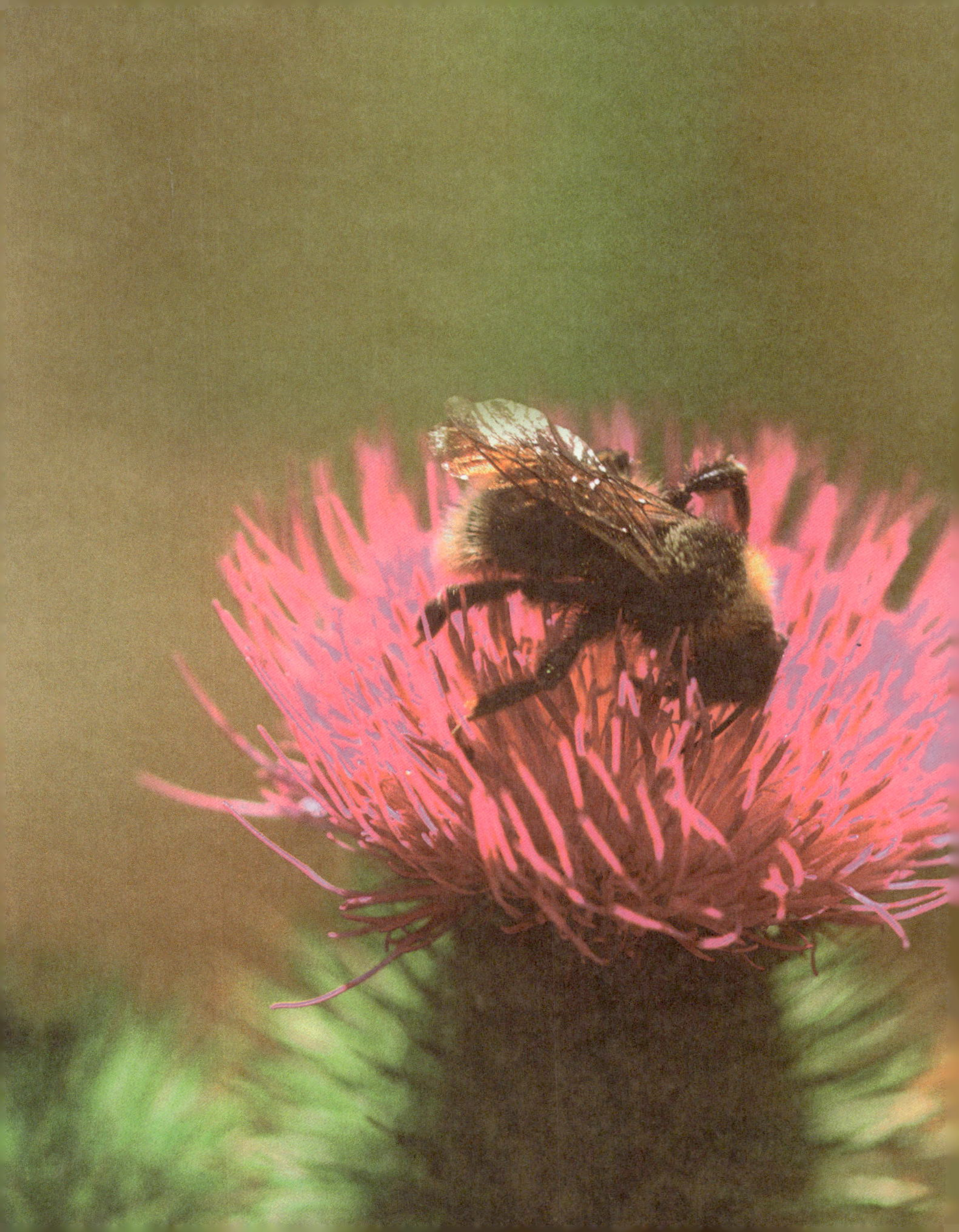

LA RESPIRATION EN BOURDONNEMENT D'ABEILLE : LE BON BRUIT

Bhramari

Le bruit émis au cours de cet exercice respiratoire s'identifie à celui de l'abeille. Le bourdonnement crée une vibration à l'intérieur du corps qui est merveilleusement apaisante et fortifiante. Cette technique calme les nerfs et apporte une sensation générale de bien-être.

Installez-vous dans une position confortable et fermez les yeux. Durant quelques secondes, fixez votre attention sur votre respiration. Si vous voulez, bouchez-vous les oreilles avec les doigts. Prenez une longue inspiration. En expirant, bourdonnez doucement, les mâchoires détendues. Continuez à bourdonner à chaque expiration, faites vibrer le son dans des parties distinctes de votre visage et de votre tête. Répétez l'exercice sur différents tons jusqu'à ce que vous en trouviez un qui vous convienne – le son doit être régulier, retentissant et fort. Reprenez cette technique respiratoire de huit à douze fois, puis reposez-vous un moment en observant votre respiration et les effets de la vibration induite par le bourdonnement.

LA POSTURE À GENOUX DU CHAT ET DU CYGNE

1 Assis sur les talons avec les mains sur les cuisses et les yeux fermés.

2 En inspirant, levez doucement les bras au-dessus de la tête, tout en vous redressant sur les genoux.

3 En expirant, posez doucement les mains sur le sol devant vous, et arrondissez le dos.

4 Inspirez, pliez les coudes et déplacez le buste vers l'avant puis vers le haut (c'est la posture du chat).

5 En expirant, poussez le bassin vers l'arrière et incurvez la colonne vertébrale, afin de placer les hanches sur les talons. C'est la posture du cygne. Inspirez en revenant à la position 1, et expirez pour détendre vos épaules. Reprenez six fois la séquence entière.

Cette séquence permet de libérer en douceur la tension de la colonne vertébrale, d'éclaircir les idées et de calmer les nerfs. Exécutez toute la séquence les yeux fermés. Notez la durée et la qualité de votre respiration, et faites coïncider le changement de chaque posture avec le commencement d'une inspiration ou d'une expiration.

LA POSTURE À GENOUX DU CHAT ET DU CYGNE

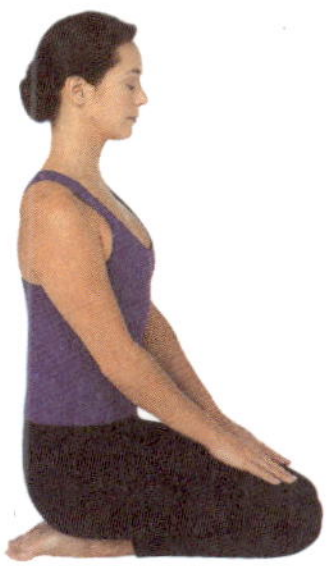

1

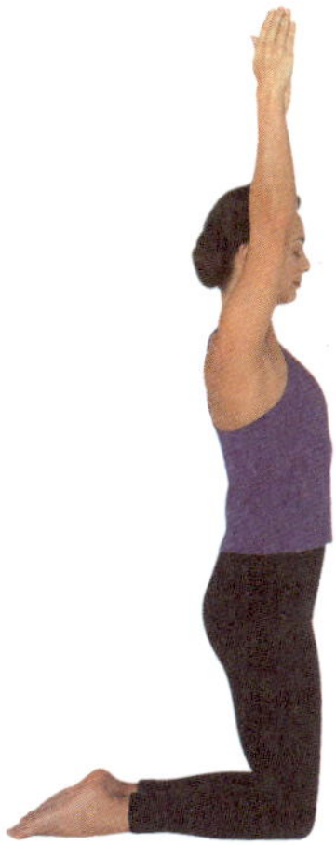

2

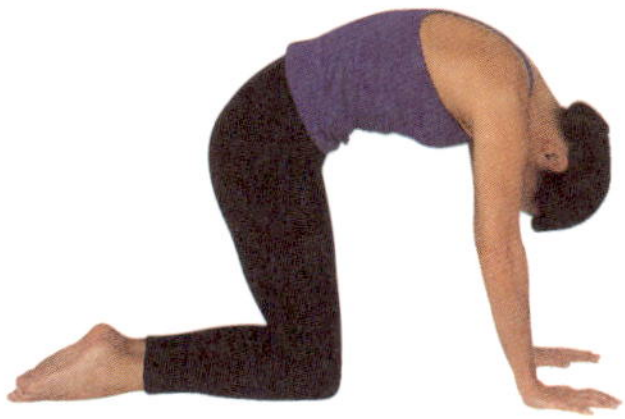

3

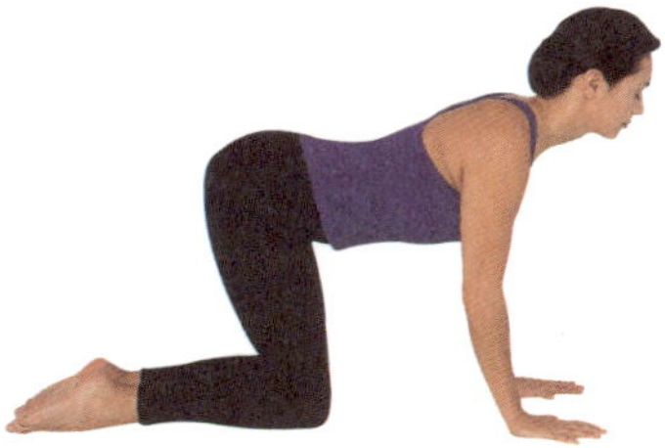

4

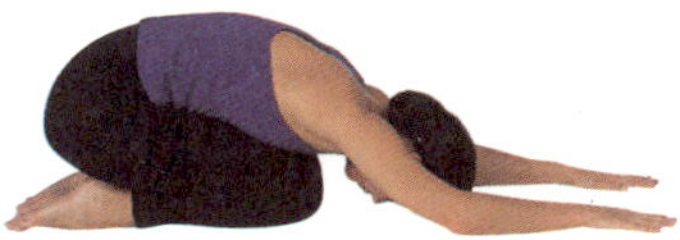

5

LA POSITION ACCROUPIE

1 Tournez légèrement les pieds vers l'extérieur, pliez les genoux et mettez-vous en position accroupie. (Si vous n'êtes pas confortable, placez un livre sous chacun de vos talons, comme on le voit à la page suivante.) Assurez-vous que vos cous-de-pied ne tournent pas vers l'avant, cela pourrait contracter les articulations des genoux. Paumes jointes, pressez doucement les coudes entre les genoux. Restez dans cette position le temps de quelques respirations.

2 Joignez les mains et croisez les doigts, sauf les pouces mis côte à côte. Fermez les yeux, et balancez-vous doucement d'avant en arrière durant quelques minutes. Réduisez progressivement le mouvement jusqu'à l'arrêt. Relevez lentement la tête et le cou pour redresser le dos, puis ouvrez les yeux.

Beaucoup d'Occidentaux ont les hanches, les genoux et les chevilles raides, car ils utilisent un mobilier inadapté. S'accroupir permet d'étirer le bas du dos et de conserver les genoux, les chevilles et les hanches souples et fortes. Pratiquez cette position pendant quelques minutes chaque jour pour améliorer votre souplesse et votre tenue générale.

1

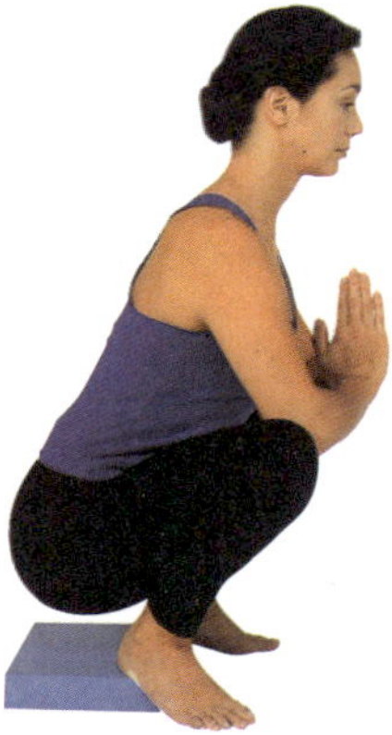

2

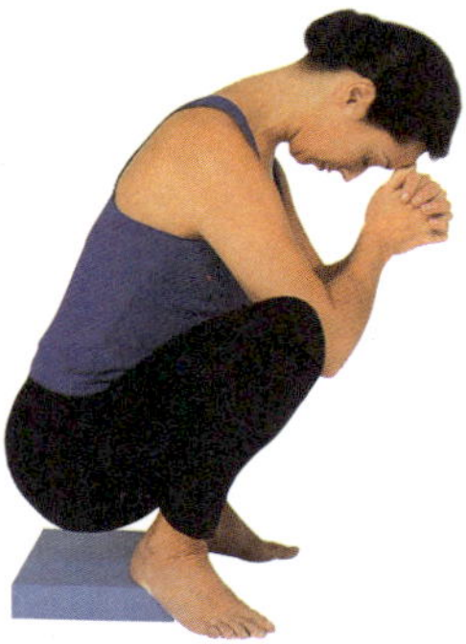

LE « MUDRA » DE L'HARMONIE INTÉRIEURE
Matangi mudra

Matangi mudra aide à créer une sensation d'équilibre et d'harmonie dans l'esprit comme dans le corps. La pratique de ce *mudra* apporte également une grande tranquillité et une aisance si vous vous sentez fragile ou agité, et permet de calmer votre respiration et d'apaiser votre esprit. On dit aussi que ce *mudra* fortifie le flux d'énergie dans les organes internes situés autour du plexus solaire (région de l'estomac).

Croisez les mains au niveau du plexus solaire. Dégagez vos deux majeurs, étendez-les et joignez-les en formant une pointe. Restez ainsi durant quelques minutes. Pratiquez ce *mudra* deux ou trois fois par jour, ou chaque fois que vous ressentez le besoin de vous « équilibrer ».

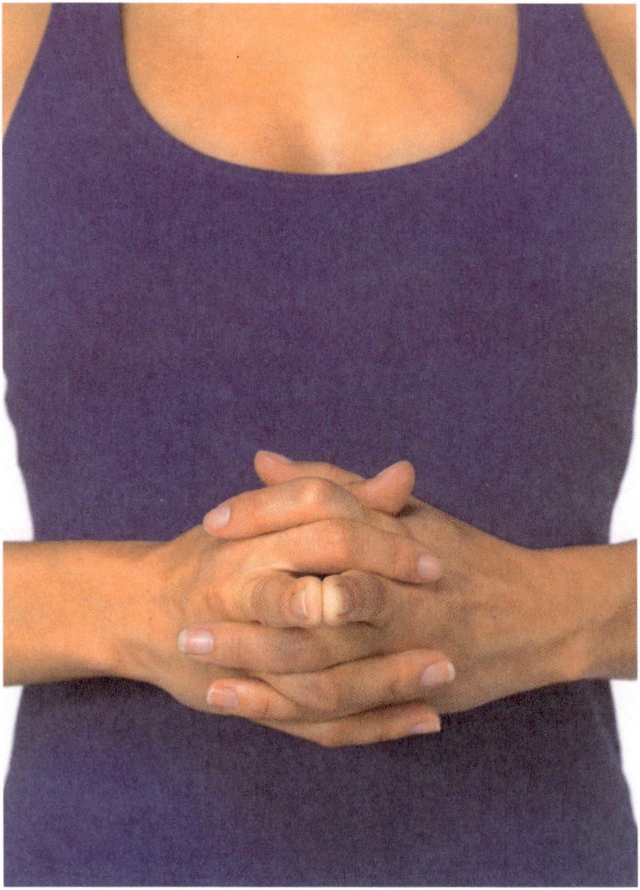

LA POSITION DE LA TÊTE SUR LES GENOUX

Janu Sirsanana

1 Assis au sol, ou sur un coussin pour surélever légèrement les hanches. Étendez les deux jambes, puis pliez la jambe droite de façon que le pied droit touche la cuisse gauche. Si le genou ne touche pas le sol, soutenez-le avec un coussin. En inspirant, levez les bras au-dessus de la tête, les paumes se faisant face, et étirez votre colonne vertébrale.

2 En expirant, baissez les mains jusqu'au sol et posez-les de chaque côté du genou gauche (ou du mollet, ou du pied si vous pouvez les atteindre). Relâchez votre buste en même temps que vous vous inclinez sur votre jambe étendue. Inspirez et revenez à la position 1. Reprenez cette séquence quatre fois. Puis, lors de la cinquième, gardez la position 2 et respirez quatre fois. Répétez toute la séquence de l'autre côté.

Cette position stimule la colonne vertébrale et les organes internes. Incliner la tête représente aussi un geste d'abandon et de relâchement physique et mental.

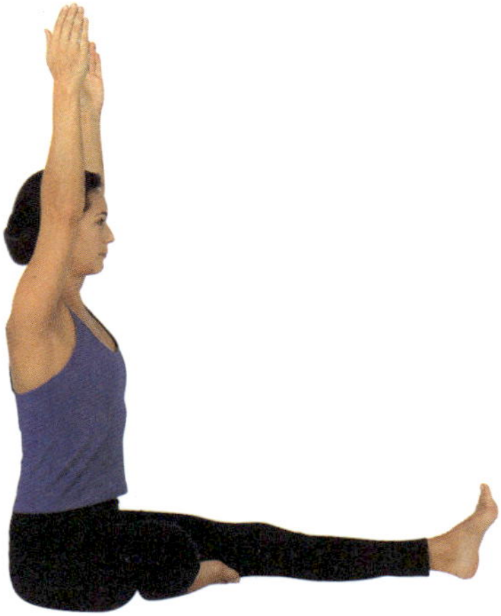

1

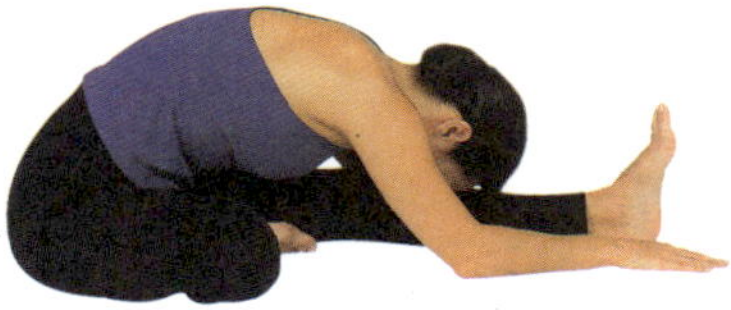

2

DEUX TORSIONS DOUCES

Torsion de la région sacrée

1 Étendu sur le dos, jambes pliées et pieds bien à plat sur le sol, genoux et pieds joints. Écartez les bras à hauteur des épaules, les paumes tournées vers le haut.

2 En expirant, laissez tomber les genoux sur le côté droit. Restez dans cette position durant six à huit respirations. Inspirez en revenant à la position 1, et faites la même chose de l'autre côté.

Torsion de la région lombaire

1 Étendu sur le dos, genoux sur la poitrine. Écartez les bras à hauteur des épaules, les paumes vers le haut.

2 Expirez, laissez tomber les genoux vers la droite et tournez la tête vers la gauche. Restez dans cette position durant six respirations. Inspirez en revenant à la position 1 et répétez de l'autre côté.

La torsion de la région sacrée de la colonne vertébrale travaille sur le bas de l'abdomen et sur le bas du dos (zone très tendue chez beaucoup d'entre nous) ; la torsion de la région lombaire est un bon moyen pour soulager la raideur du bas du dos et faciliter les problèmes digestifs.

Torsion de la région sacrée

1

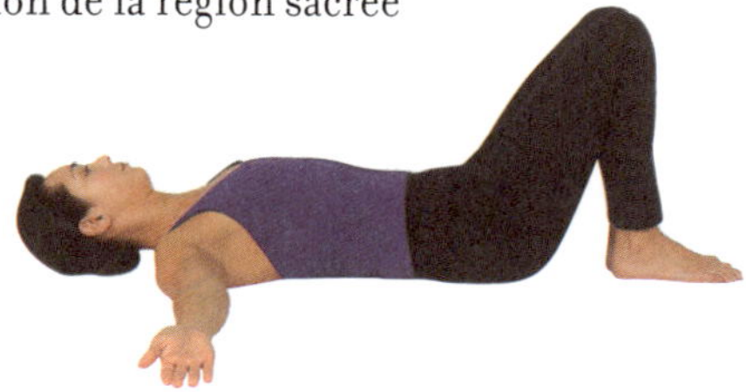

2

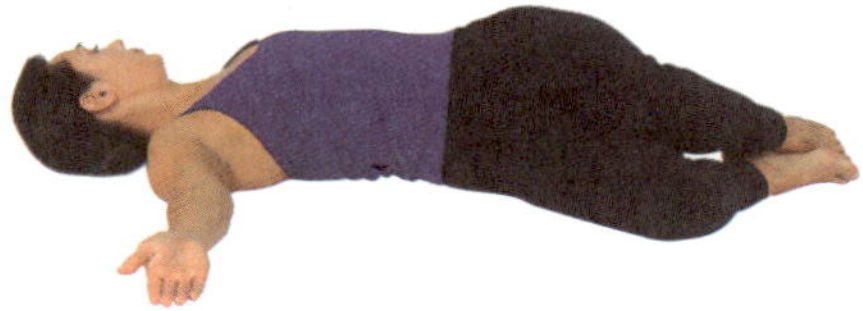

Torsion de la région lombaire

1

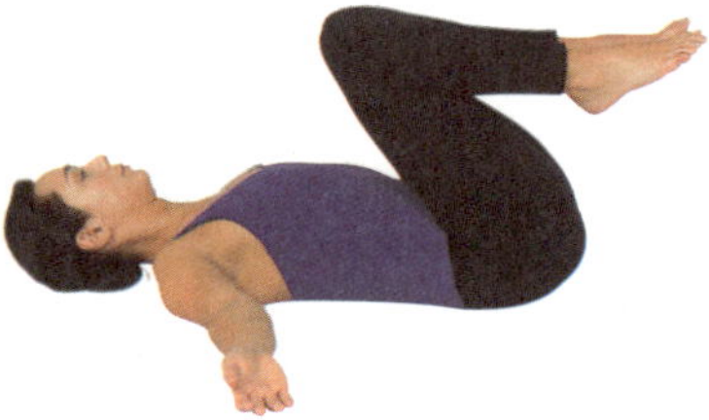

2

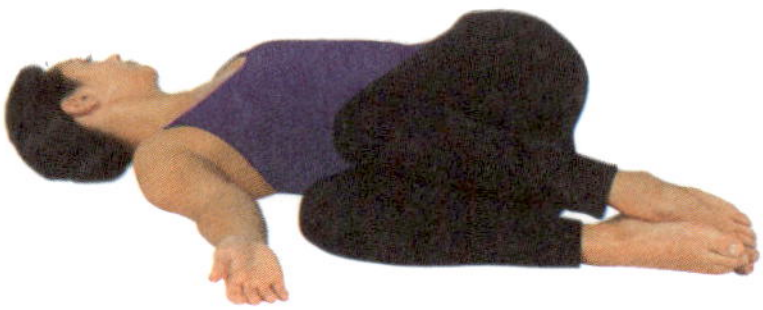

LA POSTURE DU PONT/LA POSTURE DES GENOUX SUR LA POITRINE
Dwi pada Pitham/Apanasana

La posture du pont

1 Étendu sur le dos, bras le long du corps, pieds au sol, jambes fléchies.

2 Inspirez, levez les bras au-dessus de la tête et soulevez les hanches. Expirez et ramenez bras et hanches à la position 1. Reprenez six fois.

La posture des genoux sur la poitrine

1 Étendez-vous sur le dos. En expirant, ramenez les genoux sur la poitrine. Posez les mains sur les genoux, les coudes rentrés.

2 En inspirant, écartez les genoux de la poitrine jusqu'à ce que vos bras soient plus ou moins tendus. Reprenez plus ou moins six fois selon vos besoins.

Ces postures massent la colonne vertébrale et diminuent la tension des épaules tout en étirant l'arrière et l'avant du corps. Pratiquez ces postures comme un mini entraînement de yoga, avant d'aller vous coucher. Gardez les yeux fermés durant le travail.

La posture du pont

1

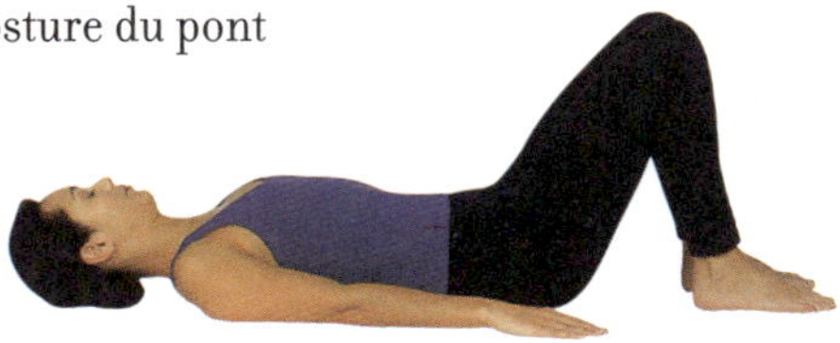

2

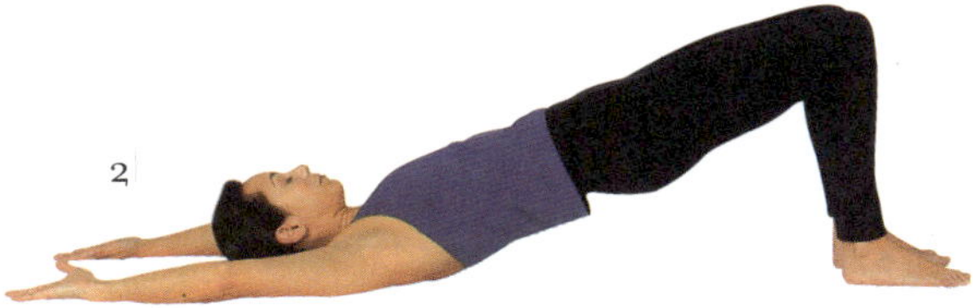

La posture des genoux sur la poitrine

1

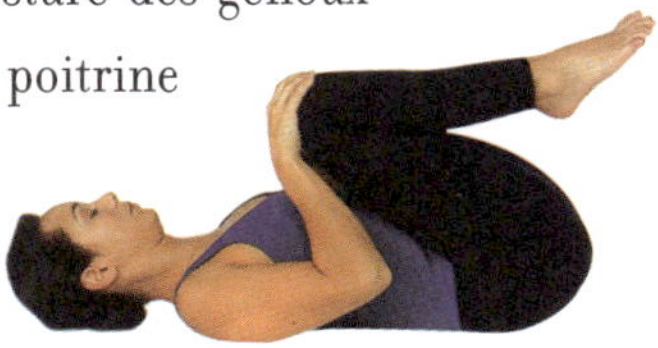

2

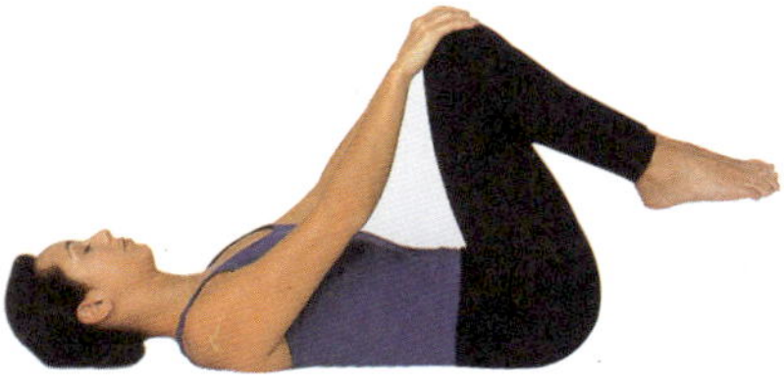

S'ENDORMIR ET SE RÉVEILLER

Lorsque nous sommes plongés dans un profond sommeil, on dit que nous sommes au plus près du soi intérieur et de ce qui est sacré en nous. Bien des personnes souffrent d'insomnie ou de sommeil agité lorsqu'ils sont stressés ou angoissés. Chez certains, ces problèmes peuvent devenir chroniques et entraîner fatigue et dépression. Que vous soyez insomniaques ou que votre souhait soit de bien dormir, les techniques de yoga que nous vous présentons dans les pages suivantes peuvent vous aider à dormir profondément et à vous réveiller détendu.

Postures pour dormir: les postures de repos comme les flexions en avant (voir page 76) et les torsions douces (voir page 90), ou encore les postures de relaxation de la page 74, constituent un excellent prélude au sommeil. Évitez les postures trop vigoureuses de flexion du dos.

Respiration pour dormir: quelques pratiques d'*ujjayi* (voir page 49) ou de respiration alternée par les narines (voir page 58) équilibreront le système énergétique de votre corps, et vous conduiront à un sommeil paisible et profond.

Un *mudra* pour dormir, le *shakti mudra*: faire le *shakti mudra* avant de dormir vous aidera à vous détendre et à vous décontracter. Repliez les pouces dans vos paumes, recouvrez vos pouces avec les index et les majeurs, rapprochez vos mains de façon que les extrémités des annulaires et des auriculaires se touchent. Ralentissez votre respiration et vos pensées, et fermez les yeux. Restez calmement ainsi de cinq à dix minutes. **Le réveil** : le matin, vous vous sentez parfois apathique ou abruti. Tâchez d'acquérir les habitudes suivantes avant de vous lever : pincez le bord externe du pavillon de vos oreilles ; joignez les mains et croisez les doigts, tournez les paumes des mains vers l'extérieur et levez les bras au-dessus de la tête ; étirez votre corps, baillez et respirez profondément plusieurs fois.

Voici d'autres petits conseils qui vous aideront peut-être à bien dormir. Couchez-vous à des heures régulières. Évitez de boire de l'alcool, du café, du thé ou tout autre stimulant (dont le chocolat). Ne mangez pas juste avant de dormir – se coucher l'estomac plein ne facilite pas le sommeil. Buvez de la camomille ou un verre de lait tiède avec un peu de muscade. Passez un moment de détente – une heure environ – avant d'aller au lit ; éteignez télévision et radio et regardez les étoiles avant d'aller dormir.

LE SOMMEIL YOGIQUE

Yoga Nidra

Le *Yoga nidra* (le sommeil yogique) est une forme de relaxation profonde durant laquelle votre esprit reste conscient, tandis que tout votre corps se décontracte comme dans le sommeil.

Avant de commencer une séance de *yoga nidra*, vérifiez que la pièce est à bonne température et bien aérée. Étendez-vous sur le dos, les jambes allongées et légèrement écartées, les bras tendus, les paumes des mains tournées vers le haut, à trente centimètres des hanches. Il vous faudra peut-être une couverture, car la température du corps baisse au cours de la relaxation. (Si vous n'êtes pas à l'aise au niveau du bas du dos, mettez un coussin sous vos genoux, ou pliez les genoux et posez les plantes des pieds sur le sol.) Dans le *yoga nidra*, on prend simplement conscience de son corps. N'essayez pas de vous relaxer volontairement – suivez seulement les instructions pour l'exercice (vous pouvez les enregistrer et vous les repasser si nécessaire).

Prenez conscience de votre pied gauche et du bas de votre jambe gauche (tibia et mollet), de l'avant et de l'arrière de votre genou gauche, de votre cuisse, de l'articulation de la hanche et du bassin. Revenez sur l'articulation de la hanche et cette fois concentrez-vous en redescendant le long de la jambe. Recommencez avec la jambe droite. Décontractez la région abdominale afin qu'elle devienne molle, puis les muscles fessiers, comme si vous les enfonciez dans le sol. Maintenant, prenez conscience de chacune des vertèbres de votre colonne vertébrale depuis le coccyx (base de la colonne) jusqu'au cou. Soyez attentif aux battements de votre cœur. Contrôlez les mouvements respiratoires de votre cage thoracique pendant quelques instants. Prenez conscience de votre main gauche, la paume, le pouce et les doigts. Déplacez votre attention sur votre poignet gauche, votre avant-bras, votre coude, le haut du bras, l'épaule et la clavicule, puis redescendez encore une fois le long du bras. Répétez cet exercice pour le côté droit. Portez votre attention sur les muscles de votre cuir chevelu, sur votre front, vos joues, vos paupières, vos lèvres, vos mâchoires et votre gorge. Votre langue se détache du palais. Prenez conscience de la respiration par les narines. Laissez vos yeux se décontracter profondément au fond de leurs orbites et sentez votre tête sur le sol. Votre corps et votre esprit sont simplement au repos. Restez ainsi tranquillement pendant quelques minutes. Puis revenez lentement à la position assise.

SÉQUENCE DE RESPIRATION RELAXANTE

1 Étendez-vous sur le dos, genoux fléchis et pieds à plat sur le sol, en alignement avec les hanches. Tendez les bras sur les côtés, paumes dirigées vers le bas. Fermez les yeux.

2 Inspirez et levez les deux bras à la verticale. Puis expirez en appuyant fortement les épaules contre le sol.

3 Inspirez et posez le bras droit au sol le long de la tête ; expirez en revenant à la position 2.

4 Inspirez et posez le bras gauche au sol le long de la tête ; expirez en revenant à la position 2.

5 Inspirez et placez les deux bras le long du corps ; expirez en laissant les bras au repos au sol. Puis inspirez et ramenez les bras en position 2 ; expirez et revenez en position 1. Reprenez tout l'exercice de quatre à huit fois, puis reposez-vous quelques instants en laissant votre esprit et votre corps complètement au calme.

Cet ensemble de mouvements des bras, associé à une respiration ferme et profonde, est une relaxation idéale après une journée stressante. Cet exercice diminue la tension des épaules, du cou et des mâchoires.

SÉQUENCE DE RESPIRATION RELAXANTE

1

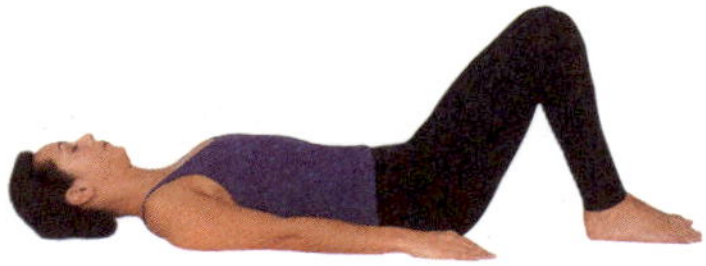

2

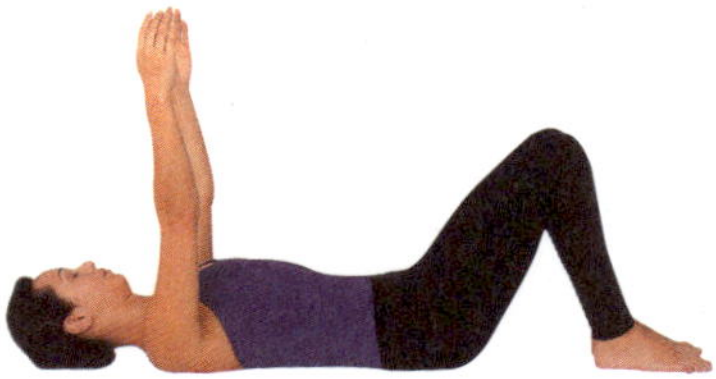

3

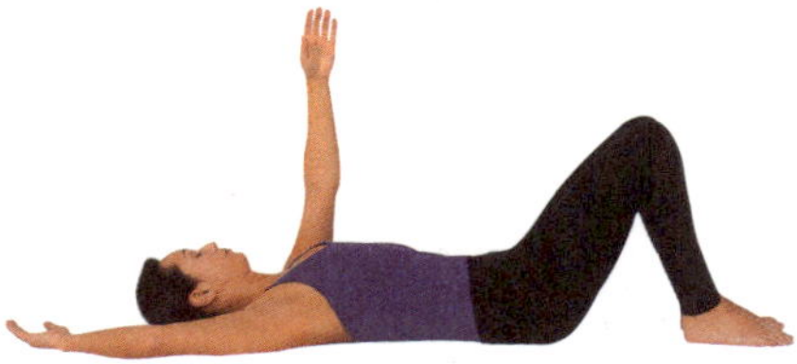

4

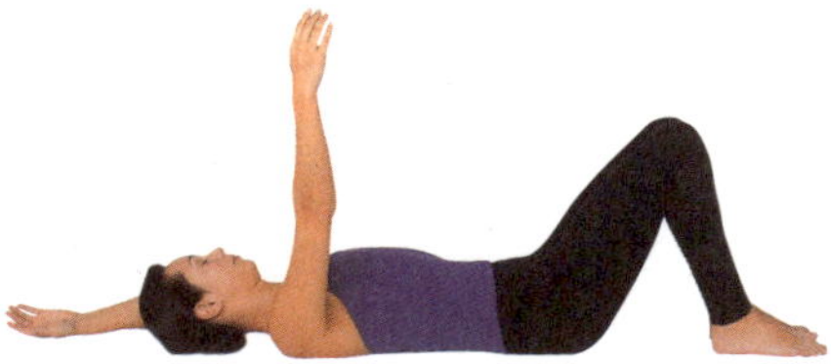

5

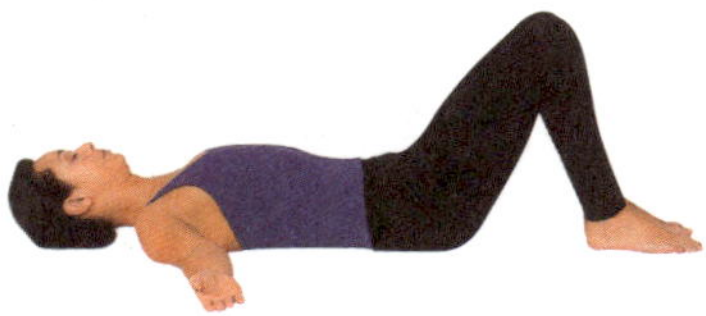

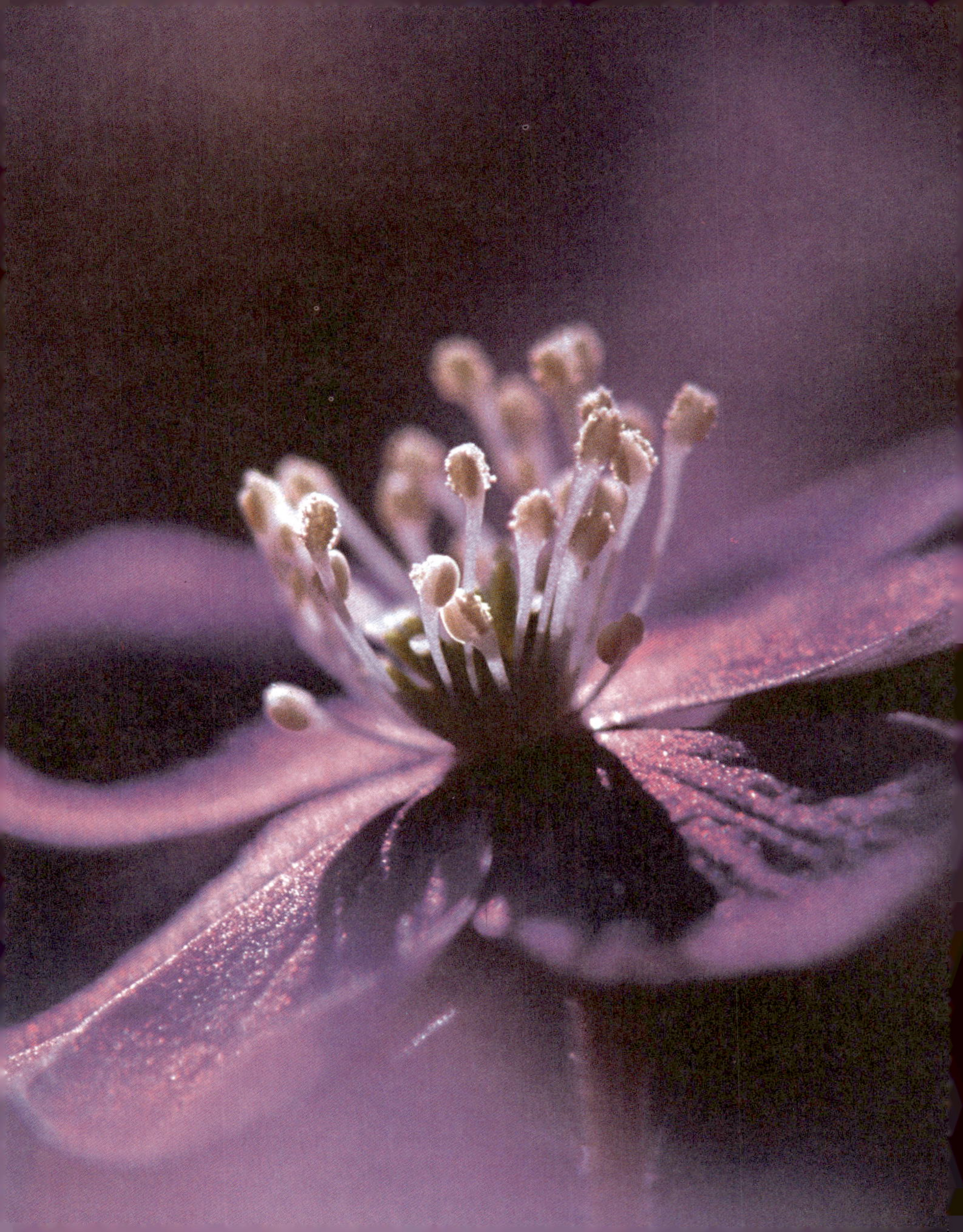

L'HARMONIE INTÉRIEURE

Cette méditation est centrée sur la région du cœur, localisation du *anahata chakra* (voir page 29). Ce chakra est associé à la paix et à la compassion bienveillante.

1 Installez-vous dans une position confortable. Joignez les index et les pouces en *chin mudra* (voir page 72). Fermez les yeux. Respirez lentement et régulièrement durant quelques minutes en respiration *ujjayi* (voir page 49).

2 Libérez toutes les tensions du bas du dos en étirant la colonne vertébrale et en relâchant les épaules. Ouvrez la poitrine, détendez le visage et les mâchoires, baissez légèrement le menton vers la gorge, puis décontractez l'intérieur des cuisses.

3 Puis prenez conscience du centre de votre corps – votre cœur. Concentrez-vous sur la sensation de paix : en inspirant, visualisez la lumière qui irradie de votre cœur et pénètre dans chaque cellule de votre corps ; en expirant, ramenez la lumière de la surface de votre peau vers votre cœur. Au bout de quelques minutes, joignez les paumes de vos mains et restez ainsi un moment avant de rouvrir les yeux.

Avant tout enseignement du yoga,
le maître doit prendre en considération
le temps, le cadre, l'âge, la nature du travail,
l'énergie et la force de la personne.
[...]

Les corps étant tous différents les uns des autres,
les *asana* ne conviennent pas à tout le monde.
[...]

Les grands sages, ayant considéré les besoins de chacun,
proposent de nombreux *asana*.
Parmi ceux-là, il faut comprendre ceux qui conviennent
et n'enseigner que ceux qui sont appropriés.

SRI NATHAMUNI

(IXe SIÈCLE)

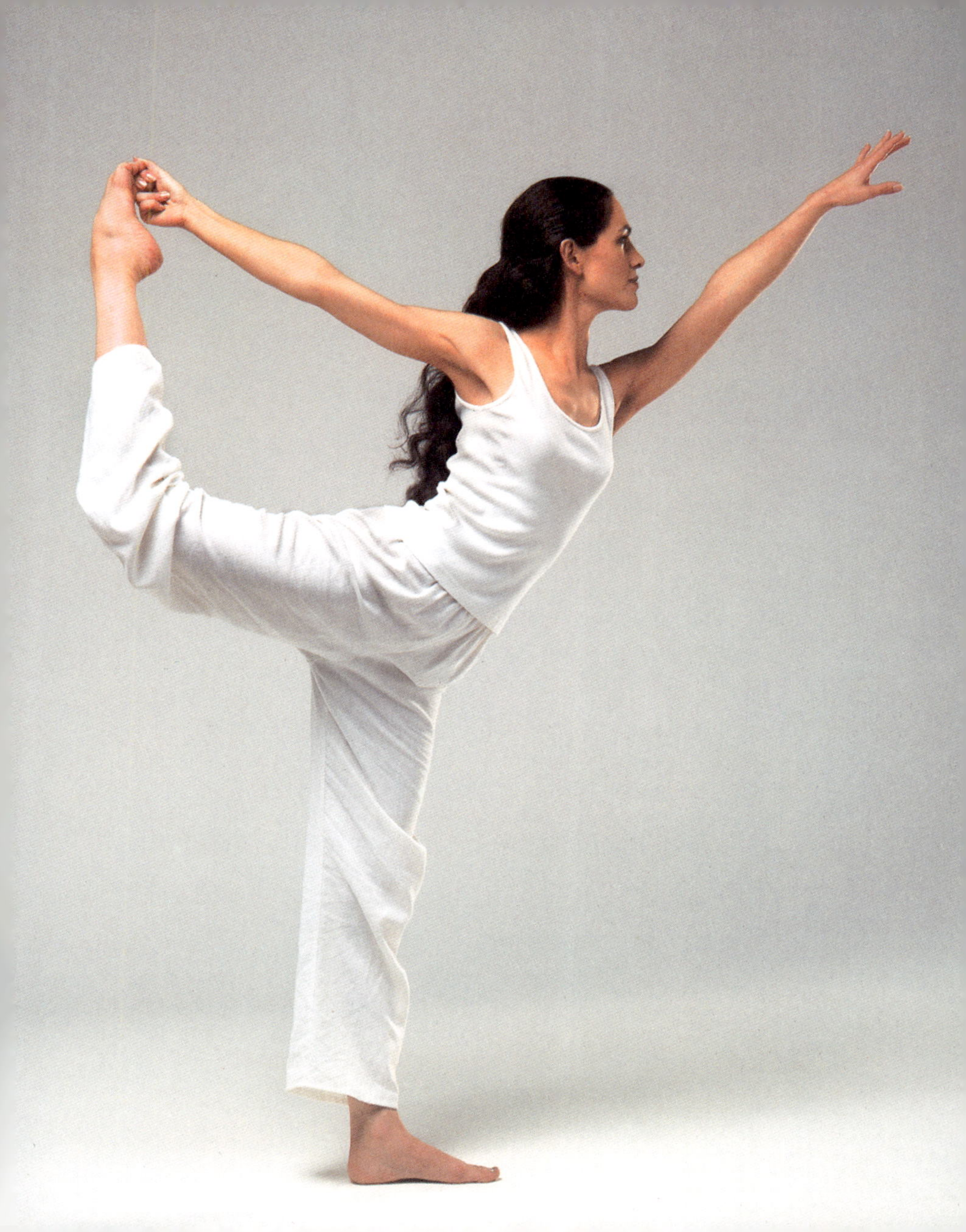

Chapitre quatre

Le yoga et la vie

Le yoga n'est pas seulement un ensemble d'exercices. Il peut également se présenter comme une méthode qui harmonise les différents aspects de votre personnalité (l'esprit, le corps et le spirituel), mais aussi toute votre vie, quelle que soit votre situation. Pouvoir vous mettre en posture du lotus ne vous rendra pas pour autant « bon » en yoga (voilà pourquoi cette posture n'apparaît pas dans cet ouvrage). Le but du yoga n'est pas d'exécuter parfaitement une posture, mais de vouloir et de pouvoir introduire dans sa vie quotidienne ce que l'on a appris sur soi-même grâce à la pratique du yoga. Il ne faut pas essayer de comparer sa propre expérience à celle de quelqu'un d'autre, mais il s'agit de suivre simplement son intuition sur ce qui est bon pour soi.

Vous découvrirez, dans ce chapitre, deux façons d'élargir le travail effectué grâce aux postures, qui offrent toutes deux un guide complet pour mener une vie saine, heureuse et équilibrée. Tout d'abord, vous trouverez une description des principes sociaux et éthiques du yoga ; les comprendre vous aidera à introduire l'esprit du yoga dans tous les aspects de votre vie. Ensuite, nous vous présenterons une brève introduction de la « sœur jumelle » du yoga, *ayurveda*, une médecine traditionnelle hindoue. Grâce à *ayurveda*, vous serez capable d'observer, de reconnaître et d'expliquer les qualités qui font que vous êtes vous-même. Fort de ce savoir, vous pourrez modifier vos habitudes et votre entraînement de yoga pour qu'ils s'adaptent à votre constitution.

LE YOGA DANS LE MONDE DE TOUS LES JOURS

Dans *Yoga Sutras*, Patanjali (vers 200 av. J.-C.) décrit une voie à huit étapes conduisant au yoga, connu sous le nom des « huit bras » du yoga. Les deux premiers sont *yama* (maîtrise de soi) et *niyama* (observance), principes personnels et sociaux à intégrer à nos vies pour accéder à la réalisation de soi. Les deux suivants sont *asana* (postures) et *pranayama* (exercices de respiration), dont nous avons déjà parlé dans les chapitres précédents. Les quatre derniers sont *pratyahara* (retrait des sens), *dharana* (concentration), *dhyana* (méditation) et *samadhi* (état de fusion avec la conscience universelle).

Afin de véritablement commencer à intégrer le yoga dans nos vies quotidiennes, nous devons acquérir une compréhension plus complète des deux premiers bras. Il ne faut pas penser que vous adopterez tous les principes éthiques de *yama* (voir pages 108-109) et de *niyama* (voir pages 110-113) en une seule fois, mais nous allons cependant tenter de vous les présenter. Peu à peu, ils deviendront le cadre d'idéaux universels qui soutiendront et enrichiront votre vie, et permettront votre croissance et votre développement spirituels.

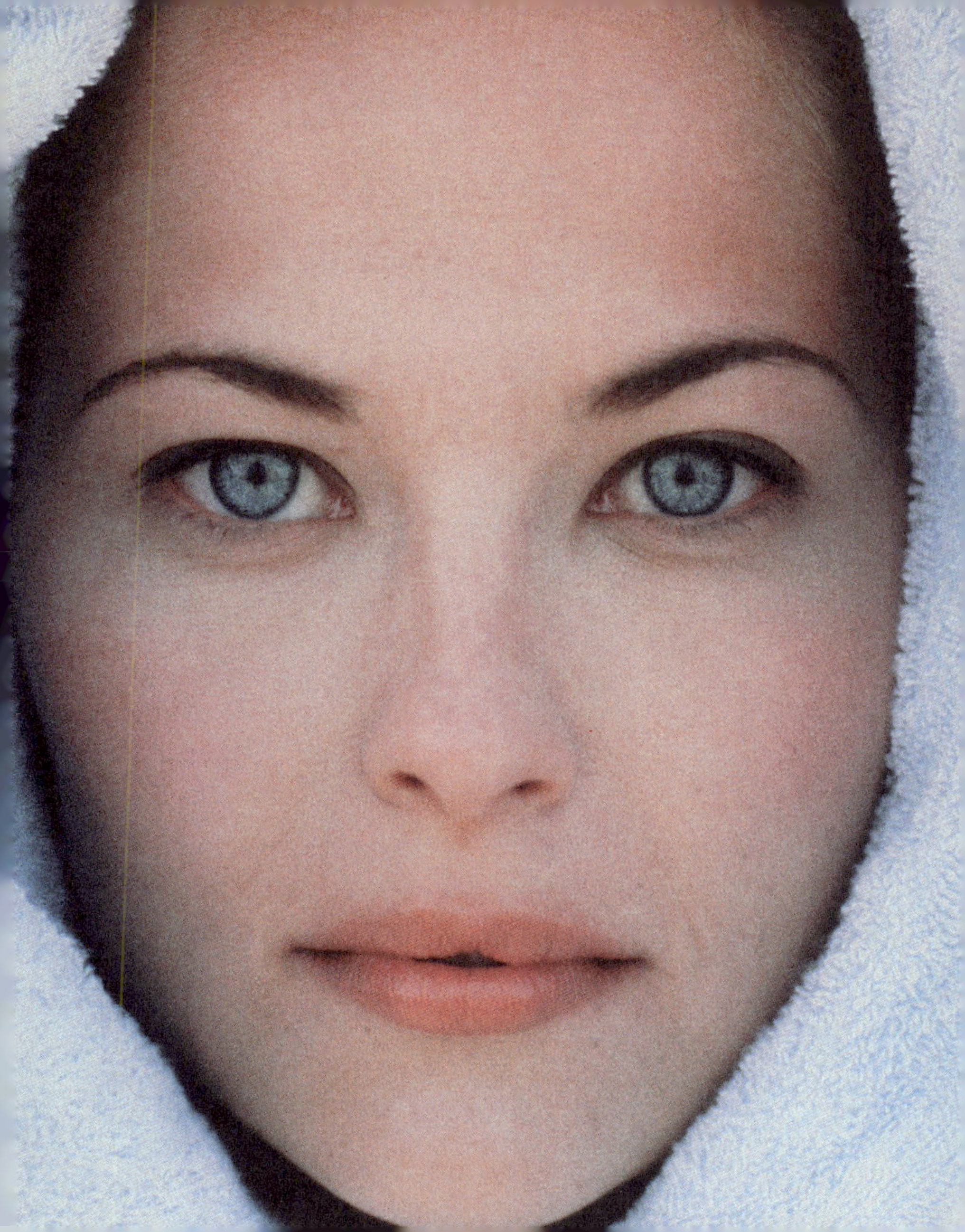

YAMA (MAÎTRISE DE SOI)

Voici les cinq *yama* du comportement social, le premier bras du yoga.

Non-violence, ou *ahimsa*

Le premier point, et sans doute le plus important, de *yama* est *ahimsa*, ou principe de non-violence. *Ahimsa* n'est pas seulement la recommandation d'arrêter de nuire à autrui – la non-violence s'adresse également à l'environnement et à soi-même. Pour commencer *ahimsa*, respectez d'abord votre santé : nourrissez-vous correctement et évitez les exercices qui pourraient être néfastes à votre corps (y compris un mauvais usage des postures de yoga et des exercices de respiration).

Vérité, ou *satya*

Dire la vérité peut paraître simple, mais cela demande parfois un grand courage. Il faut essayer de ne dire que la vérité. Si cela est impossible sans faire de peine, on peut toujours garder le silence. *Satya* exige aussi que nous examinions nos consciences en profondeur, pour découvrir qui nous sommes vraiment.

Ne pas voler, ou *asteya*

Nous ne devons pas prendre ce qui ne nous appartient pas. Le principe s'applique aussi bien au temps et à la bonne volonté d'autrui qu'à ses biens. Dans votre entraînement de yoga, vérifiez que vous ne « volez » pas la part d'une posture pour en améliorer une autre (par exemple, ne forcez pas une posture au point de ne plus pouvoir respirer correctement).

Modération, ou *brahmacarya*

La modération en toutes choses entraîne un mode de vie harmonieux. Nous sommes souvent enclins aux abus, mais n'oubliez pas que tout excès peut vous nuire. Rien de positif dans les excès, pas même dans les postures de yoga !

Absence d'avidité, ou *aparigraha*

Aparigraha ou « non-cupidité » décrit un état dans lequel nos besoins immédiats sont assouvis, ce dont nous nous contentons avec sagesse. Commencez par appliquer ce *yama* dans votre pratique du yoga. Plutôt que d'essayer de mieux pratiquer vos postures, faites-les plus attentivement, sans vous attendre à obtenir des résultats ou des récompenses.

NIYAMA (OBSERVANCE)

Niyama, le deuxième bras du yoga, comporte cinq préceptes qui régissent notre comportement.

Propreté, ou *sauca*

Notre premier devoir envers nous-mêmes est de garder notre corps et notre esprit forts et sains. La propreté ne préserve pas seulement la santé du corps, elle symbolise aussi l'évacuation de l'impureté de l'esprit et du spirituel. Idéalement, vous devriez vous laver avant et après la pratique de postures qui vous aident à garder vos systèmes internes propres et bien nourris. Nous pouvons étendre la pratique de *sauca* à notre environnement : bien entretenir l'endroit où nous vivons nous permet de mieux vivre au quotidien et de montrer que nous respectons notre cadre de vie.

L'optimisme, ou *samtosa*

L'optimisme, c'est répondre positivement aux problèmes de la vie (passé, présent et futur), et considérer son verre « à moitié plein » plutôt qu'« à moitié vide ». Cette attitude risque d'être difficile à adopter en Occident, car nous sommes en permanence amenés à nous juger et à juger les autres en fonction de nos possessions et de nos richesses, et cela peut entraîner des émotions négatives comme l'envie. Cependant, être optimiste signifie aussi améliorer notre situation ou défendre des injustices, et continuer à nous libérer de toutes sortes d'avidités ou d'ambitions matérielles ; enrichir notre soi et apprendre à nous contenter de nos biens, matériels ou autres.

Discipline, ou *tapas*

La discipline n'est pas à la mode ! Cependant, ne rejetez pas l'idée de *tapas* sous prétexte qu'elle est peu attrayante ou trop difficile, car une vie disciplinée apporte modération et équilibre. N'oublions pas que la modération est l'un des cinq *yama* du comportement social (*brahmacarya*). Soyez pratique dans la discipline. Par exemple, ne remettez pas à plus tard les tâches fastidieuses mais nécessaires – changer le joint du robinet de la salle de bain – sous prétexte que vous avez mieux à faire. Changez le joint ou tondez la pelouse avec le sourire, et vous n'en serez que plus heureux !

Étude de soi-même, ou *swadhyaya*

Traditionnellement, *swadhyaya* est l'étude des textes yogiques. Pour ceux d'entre nous qui ne désirent pas dédier leur vie entière au yoga, il y a quand même beaucoup à apprendre de *swadhyaya*. Ne voyez dans cette pratique qu'un simple moyen de pousser plus loin la connaissance du soi. Vous pouvez vous inscrire à un cours du soir pour acquérir de nouvelles aptitudes, ou plus simplement vous plonger dans des livres de spiritualité. Si vous menez une vie trépidante, tâchez de consacrer un peu de temps à la réflexion solitaire. Mais, l'étude de soi ne doit pas trop vous coûter : ne passez pas toutes vos soirées à lire un ouvrage édifiant comme la biographie d'un gourou, au détriment d'un livre de fiction. Consacrer ne serait-ce qu'un peu de temps à votre développement individuel peut vous conduire à des expériences que vous n'auriez jamais imaginées, et à un niveau de compréhension de vous-même et du monde que vous pensiez jusqu'alors inaccessible.

Dévotion, ou *isvarapranidhana*

Le dernier principe *niyama* est la dévotion envers « le plus haut » (Patanjali n'emploie pas le nom de Dieu, car *Yoga Sutras* n'est pas à proprement parler un texte religieux). Si vous avez une foi religieuse, vous pouvez transformer vos séances de yoga en acte de dévotion envers votre dieu. Cependant, *isvarapranidhana* offre aussi quelques réponses importantes à ceux qui n'ont aucune croyance religieuse. Où pensez-vous trouver la vérité ultime ? Quelle est pour vous la plus haute forme du savoir universel ? Vous pourriez peut-être dédier votre pratique à mère Nature, sorte de conscience universelle, ou encore à un esprit intérieur qui reposerait tout au fond de vous. Si vous n'êtes pas fixé sur ce que vous pourriez considérer comme « le plus haut », ne vous lamentez pas. Ouvrez plutôt votre esprit aux merveilles du monde. Essayez de passer de brefs instants chaque jour dans la contemplation de quelque chose qui vous inspire – une personne éminente, un paysage sublime, une œuvre d'art, l'infini du ciel nocturne, ou encore une petite fleur qui jaillit entre deux dalles de béton.

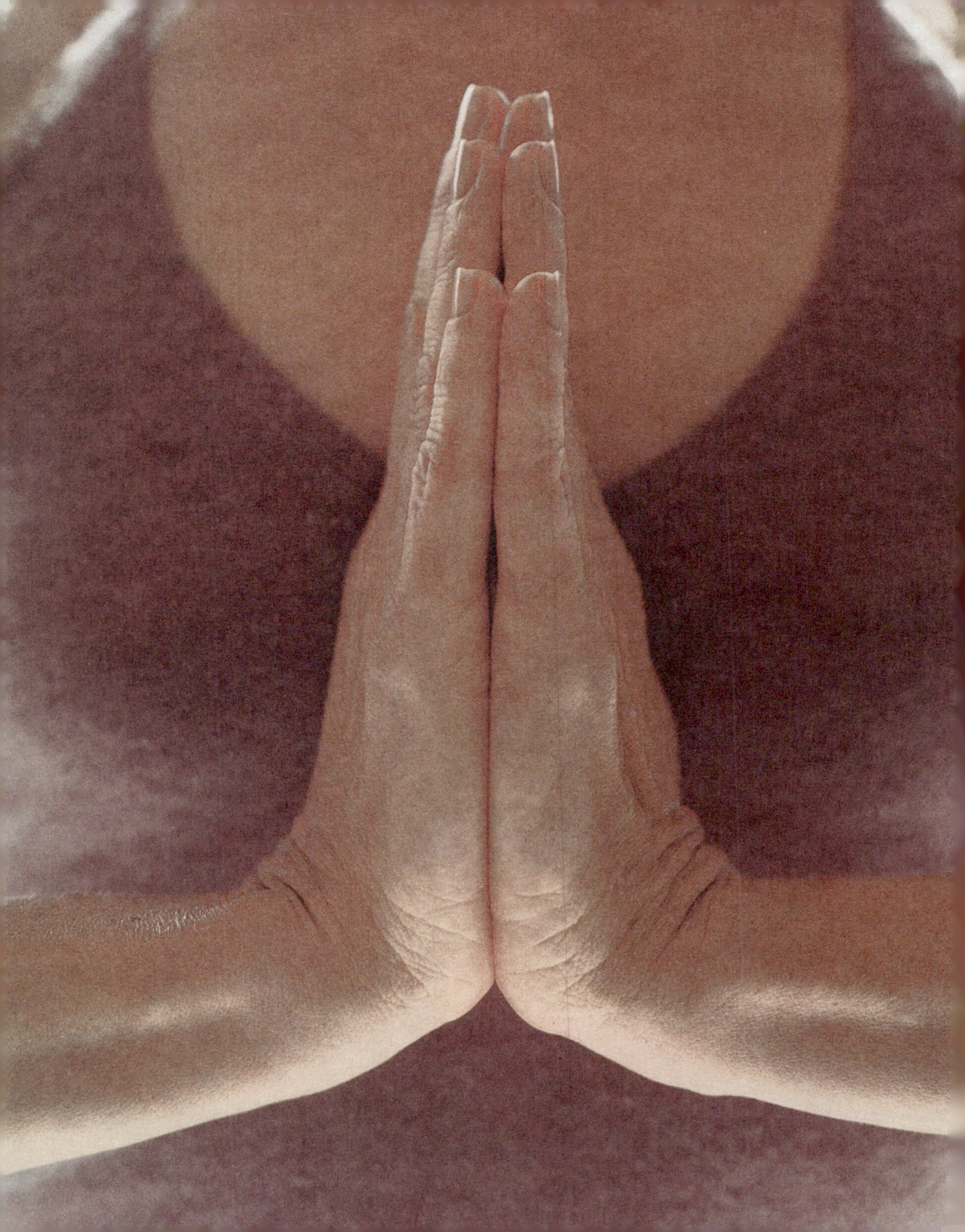

La vérité doit être dite si elle est bonne
et doit être annoncée de façon agréable.
Mais il ne faut pas dire la vérité qui blesse
Ni mentir pour faire plaisir.

VYASA

MAHABHARATA (VIe SIÈCLE AV. J.-C.)

Lorsque votre esprit est embrumé –
de nuages qui troublent la claire perception –
vous transcendez les limites et votre conscience s'élargit.
La connaissance devient infinie :
il n'y a rien de plus à savoir.

PATANJALI

YOGA SUTRAS (VERS 200 AV. J.-C.)

« AYURVEDA » ET LES DIFFÉRENTS TYPES DOSHIQUES

Le yoga est avant tout un système qui mène à une plus grande connaissance de soi et à un meilleur épanouissement, mais *ayurveda* est l'art de prendre soin de soi. Les mots *ayur* et *veda* signifient « science de la vie ». *Ayurveda* – qui s'est développé parallèlement au yoga depuis plus de 2 000 ans – est principalement une méthode qui prescrit des remèdes naturels en fonction de la constitution de l'individu (*dosha*).

Ayurveda comporte trois principaux types de *dosha* nommés *vata*, *pitta* et *kapha*. Les caractéristiques de chacun de ces types ne concernent pas seulement le corps physique, mais également l'esprit et les émotions. Votre constitution doshique (c'est-à-dire, la proportion que prend chacune des trois *dosha* en vous) vous est propre et a été déterminée au moment de votre conception. Normalement, l'une des *dosha* domine les autres. Vous pouvez déterminer votre type doshique (trouver votre *dosha* dominante) à l'aide du tableau des pages 118 et 119. Utilisez ce tableau en considérant l'ensemble de votre vie, et non pas seulement l'état et l'humeur du jour. (Pour avoir une bonne interprétation, il est préférable de consulter un spécialiste d'*ayurveda*.)

Une fois votre type doshique connu, vous pourrez y ajuster votre pratique du yoga, votre régime alimentaire et d'autres aspects de votre vie pour le perfectionner. Vous vous sentirez plus équilibré et plus sûr de vos forces si vous parvenez à « pacifier » votre *dosha* dominante et à développer les qualités de vos autres *dosha*.

Pour prévenir la maladie, vous devriez par exemple éviter les activités ou les situations qui accentuent les attributs de votre type doshique. Les attributs de *vata* sont le froid, le sec, la lumière, le rêche et le mobile. Les individus de type *vata*, sujets aux problèmes digestifs, doivent éviter de s'exposer au froid, de trop consommer de nourriture séchée, de trop voyager ou de mener une vie mal réglée. Les attributs de *pitta* sont le chaud, la lumière, l'humidité, le gras et le tranchant. Les individus de type *pitta* devraient éviter le temps chaud et/ou les abus d'alcool et de nourritures épicées, ce qui augmentent les tendances *pitta*. Les attributs de *kapha* sont la lourdeur, le froid, l'humidité, le doux et le ferme. Parmi les facteurs qui accroissent *kapha*, citons les abus de nourriture et de sommeil, le manque d'exercice et l'exposition au froid.

DÉTERMINEZ VOTRE TYPE DOSHIQUE

Pour déterminer votre type doshique, comptez le nombre de « points » que vous obtenez pour chaque *dosha* du tableau ci-dessous. La *dosha* qui obtient le plus de points est la dominante. Si les propositions de deux catégories doshiques vous correspondent, cochez les deux. Sinon, n'en cochez pas.

	Vata	Pitta	Kapha
Taille	grand, petit	moyen	trapu, grand
Corpulence	mince, osseux	moyen	grand, lourd
Poids	léger	moyen	lourd
Peau	émaciée, sèche, fine	chaude, tâche de rousseur	pâle, moite
Visage	mince, long, ovale	en forme de cœur	rond ou carré
Yeux	petits, bruns	perçants	grands
Lèvres	étroites, sèches	douces, roses	pâles, froides
Nez	mince, long	étroit, pointu	droit, épais
Langue	sèche, rêche	rouge, sombre	blanche
Cheveux	secs, fins, bouclés	gras, fins, chauve	épais, ondulés, gras

Dents	de travers	moyennes, jaunes	grandes, régulières
Ongles	rugueux, cassants	lisses, roses	lisses, blancs, solides
Articulations	raides, craquantes	souples	fermes, solides
Transpiration	faible	abondante	moyenne
Sommeil	médiocre, agité	bref mais profond	excessif
Rêves	fréquents	modérés	rares, dérangeants
Endurance	faible	modérée	excellente
Parole	rapide, abondante	nette, abrupte	lente, mélodieuse
Mémoire	faible à long terme	bonne, aiguisée	bonne à long terme
Mode de vie	changeant	actif	stable
Sexualité	frigide	intense	chaude, constante
Appétit	encas fréquents,	bonne digestion	aime les mets épicés
Pires défauts	anxiété, indécision,	colère, irritable, arrogance	paresseux, avide, entêtement
Meilleures qualités	activité, créativité	sensible, compatissant	calme, stable, sérieux
Maux courants	pellicules, constipation	urticaire, allergies	maux de gorge, migraines
Carrière possible	musicien, professeur	chef, dirigeant	médecin, comptable

LES NOURRITURES RECOMMANDÉES

Vata

Mangez : produits laitiers et surtout lait de chèvre, noix, tofu, haricots mung, riz, avoine, blé, légumes cuits.
Évitez : fruits secs, pomme, melon, canneberge, fromages secs, légumes congelés, sucre blanc, chocolat, et tout ce qui génère des gaz, dont presque tous les légumes secs.

Pitta

Mangez : fromages à pâte molle, crème glacée, yaourts, betterave, asperges, légumes crus, céréales, haricots et légumes secs.
Évitez : citron, pamplemousse, beurre salé, fromages secs, crème aigre, raifort, ail, poivre, noix et noisettes.

Kapha

Mangez : pomme, poire, fromages à pâte molle allégés, graines de tournesol, pop-corn, orge, seigle et miel.
Évitez : banane, kiwi, melon d'eau, orangeade et citronnade, potiron, tomate, concombre, beurre, crème glacée, yaourts entiers, avocat, noix et noisettes, riz, blé, avoine et eau glacée.

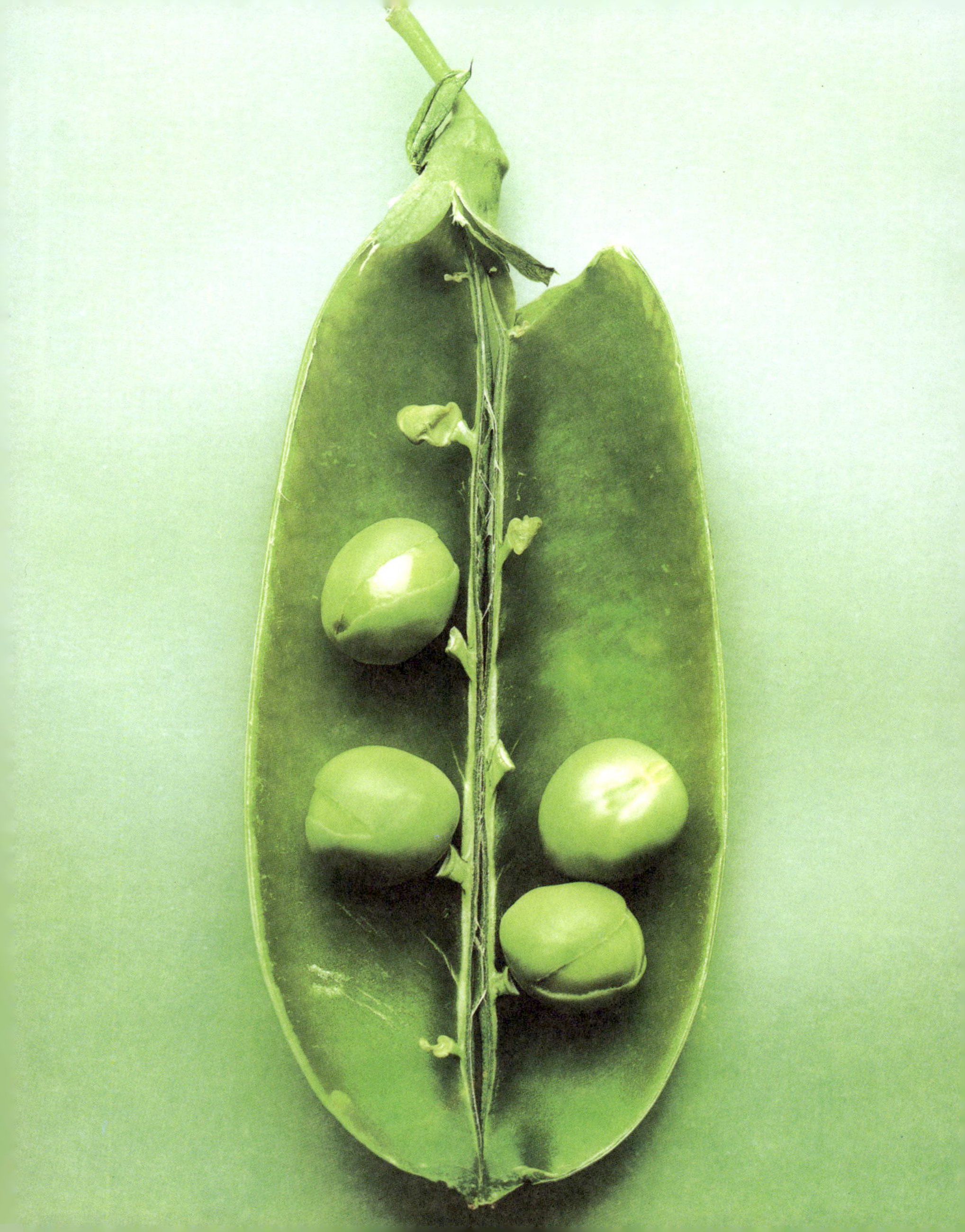

LES POSTURES RECOMMANDÉES

Vata

Les personnes du type *vata* devraient se concentrer sur les postures qui apportent solidité et stabilité dans leur pratique du yoga. Les postures avec flexion en avant (page 76) et flexion latérale en avant (page 78) sont particulièrement recommandées si on les effectue lentement et méthodiquement. La séquence de la page 82 est relaxante pour le type *vata*. Les flexions douces du dos, particulièrement du haut de la colonne vertébrale, sont également bonnes ; essayez des postures comme celle du cobra (page 54), du pont (page 62) ou de l'ouverture du buste de la page 74. Les postures assises qui améliorent la stabilité (comme la position accroupie, page 84) peuvent aussi être bénéfiques. Veillez à ne pas trop vous étirer et à ne pas suivre un entraînement trop vigoureux. Vérifiez bien que votre respiration reste lente et égale tout au long de votre entraînement.

Pitta

Les personnes du type *pitta* doivent veiller à ne pas devenir trop compétitives ou à dépasser les limites de leurs forces. Au cours de votre entraînement, revenez sur les postures qui renversent le corps, comme la position du chien (point 2 de la séquence de la page 52). Le type *pitta* bénéficiera également de toutes les postures de torsion (pages 60 et 90) et les flexions en avant (pages 76 et 78), à condition de les effectuer avec précaution. Évitez d'avoir chaud et de trop transpirer. Reposez-vous bien entre chaque posture, afin de laisser le temps à votre respiration de retrouver son rythme normal. Pratiquez le yoga *nidra* (pages 96 et 97) ou la respiration alternée par les narines (page 58), le matin ou le soir.

Kapha

Les personnes du type *kapha* ont besoin de bouger. Idéalement, vous devriez transpirer légèrement lors de votre entraînement et sentir votre corps devenir chaud et léger. Exécutez peu de postures assises et insistez sur toutes celles qui se pratiquent debout, comme la posture de la montagne (page 36), du guerrier (page 40) et les séquences comme celle du chat, du chien et du cygne (page 52). Faites votre yoga le matin pour bien démarrer la journée. Vous trouverez peut-être que vous n'êtes pas aussi souple que vous le voudriez. Ne vous inquiétez pas, bougez et votre corps se détendra peu à peu.

Se purifier par une pratique continuelle
des huit bras du yoga
apporte discernement et clairvoyance.

PATANJALI

YOGA SUTRAS (VERS 200 AV. J.-C.)

Les huit bras du yoga sont :
la bonne disposition envers les autres,
la bonne disposition envers soi-même,
les postures, le contrôle du souffle,
le retrait à volonté des sens,
la concentration, la méditation
et l'union à l'objet à connaître.

PATANJALI

YOGA SUTRAS (VERS 200 AV. J.-C.)

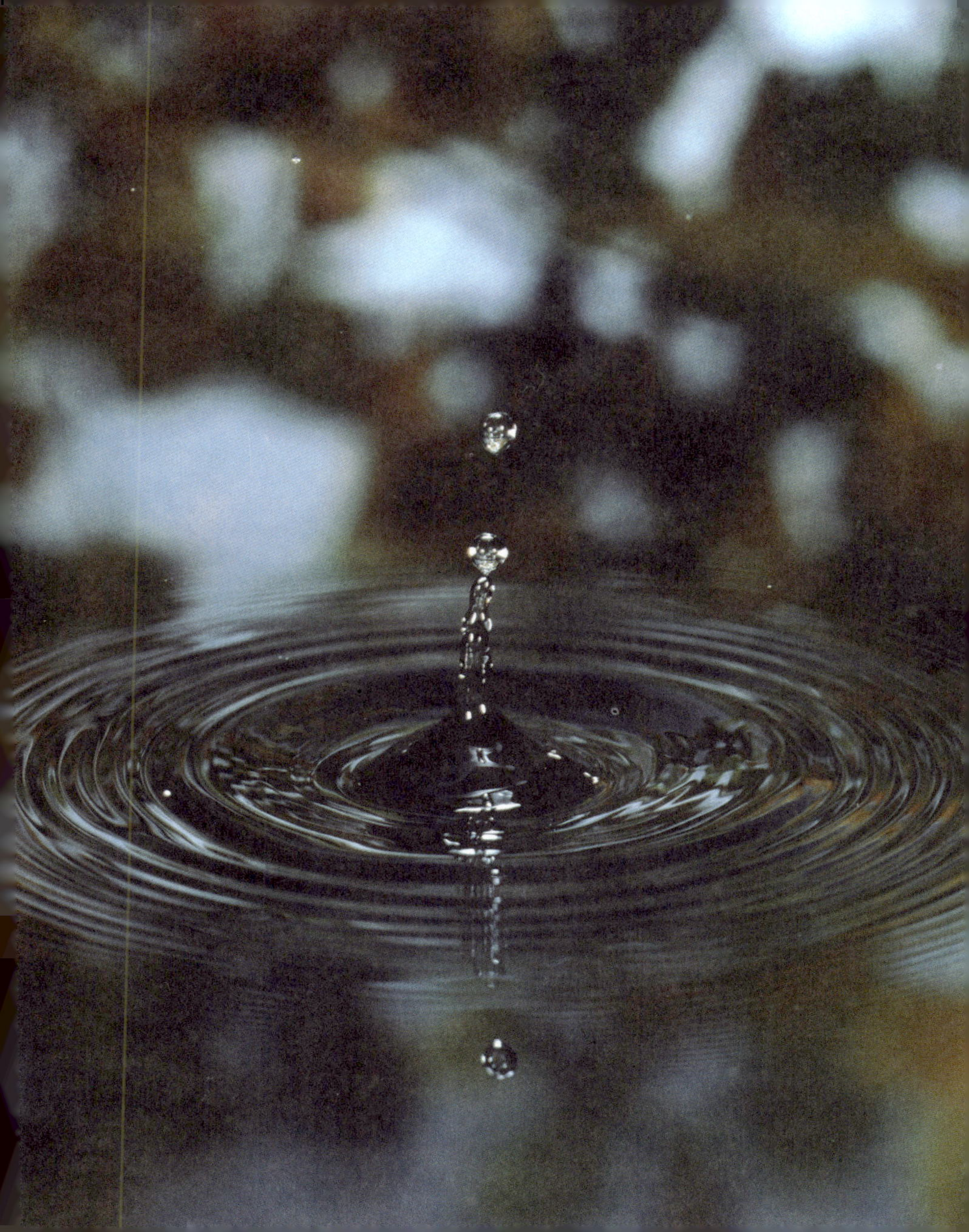

INDEX

Crédits photographiques

Remerciements de l'auteur

Je tiens à remercier Anna Roseveare pour son soutien sans faille et son enthousiasme.

Remerciements de l'éditeur

Modèle : Suzy Barton
Maquilleuse : Lizzie Lawson

Tara Fraser peut être contactée à son école de yoga :
Yoga Junction at The Whittington Park Community Centre
Yerbury Road
London N19 4RS
020 7263 3113
www.yogajunction.com